Souveräne Impulskontrolle bei Hunden

Wie Sie Ihren Hund besser verstehen und zu mehr Ruhe und Gelassenheit verhelfen

Benedikt Wittner

Benedikt Wittner

Souveräne **Impulskontrolle** bei Hunden

Wie Sie Ihren Hund besser verstehen und zu mehr Ruhe und Gelassenheit verhelfen

ISBN: 978-3-9823131-0-8

Ein Produkt von TenBook®.

Inhaltsverzeichnis

„Durch Sanftmut wirst du mehr gewinnen
als durch Gewalt und Ungestüm."
Jean de La Fontaine

Vorwort

Die Impulskontrollstörung beim Hund ist ein gängiges Problem, das augenscheinlich in der Moderne behaftet ist. Oftmals ergeben sich Verhaltensänderungen aus den Rahmenbedingungen. Die Rahmenbedingungen unserer Zeit sind so gewählt, dass sie das sich darin befindliche Individuum – artübergreifend – an die Grenzen seiner Flexibilität, Resistenz sowie der emotionalen, sozialen, kognitiven und körperlichen Leistungsfähigkeit bringt. Dieser Zustand spiegelt sich in dem Querschnitt an Verhaltensproblemen des Hundes, die zum Leidwesen des Hundehalters zu bemängeln sind.

Wir leben in vielen Bereichen in einer sich selbst optimierenden, nach Leistung strebenden Ellenbogengesellschaft. Selbst die daran beteiligten Individuen tun sich häufig schwer, diesen Lebenswandel zu akzeptieren. Während der Mensch das dahinterstehende System jedoch erfassen und die Gründe rational entschlüsseln kann, sodass am Ende alles einen Sinn ergibt (Selbstoptimierung für persönlichen Erfolg, Leistungsdenken für beruflichen Aufstieg), sind die äußeren Anforderungen für den Hund völlig fremd. Er kann die geltenden Regeln auf logischer Ebene nicht nachvollziehen (Beispiel: temporärer Leinenzwang zum Artenschutz). Obgleich Hunde sehr flexibel sind, können die individuellen Lebensumstände deshalb sehr belastend für ihn sein. Das gilt besonders dann, wenn sie ihm jegliche artentypischen Attribute aberkennen.

Die Forderung: Der Hund ist der bessere Mensch. Er eckt nicht an, er fällt nicht auf, er gehorcht und ist universal einsetzbar. Die desillusionierte Wirklichkeit: Der Hund hat Charakter und Persönlichkeit, er hat tierische Bedürfnisse, er ist ein Jäger und er jagt.

Wenn sich zwei Arten zusammentun, müssen Sie sich in der Weise miteinander arrangieren, dass der Sozialverbund für beide Seiten funktioniert.

Sind Hunde nun von Natur aus impulsgestört, sind sie von uns so gemacht oder definieren wir ihnen die Störungsbilder an?
Nur weil das hündische Verhalten als problematisch empfunden wird, müssen die Auffälligkeiten noch lange nicht pathologisch sein. Zum einen steht die Diagnostik vor dem Problem der symptomatischen Überschneidungen. Einige Krankheitsbilder äußern sich in weiten Teilen gleich (Beispiel: körperliche Krankheiten wie die Schilddrüsenunterfunktion und psychische Leiden wie Traumata). Zudem setzt sich das konkrete Verhaltensbild aus einer Vielzahl einflussgebender Faktoren zusammen, von denen die Erziehung (neben Genetik, Rasse, Persönlichkeit, Umfeldfaktoren u. v. m.) einen großen Raum einnimmt.

Der Mensch verlangt aber danach, den Hund mit einer griffigen Diagnose zu etikettieren.

Einigen dient der Befund als Universalentschuldigung, andere brauchen ein konkretes Krankheitsbild, um an Heilung zu glauben und Prognosen darüber aufzustellen.
Allerdings wird kaum eine diagnostische Beschreibung der Einzigartigkeit Ihres Hundes, Ihrer selbst und dem Bündnis zwischen Ihnen im Detail gerecht.

Dieses Buch zeigt organische Zusammenhänge auf, es macht aber auch frei von etwaigen Stempeln, Werten und Diagnosen, weil diese die Wahrnehmung kontrollieren und der Einstellung zum Gesamtproblem eine negative Note verleihen. Die Begrifflichkeiten machen einen wichtigen Teil des Problemverständnisses aus und prägen den emotionalen Umgang mit der jeweiligen Situation.

Nach Durchsicht der Lektüre sollen Sie dazu imstande sein, artgerechtes Verhalten und den daran gekoppelten Sinn zu erkennen. Ihr Blick soll sich klären und anschließend differenzierter sein, sodass Sie sich neu zu der Thematik (nicht Problematik!) positionieren.

Ziel dieses Buches ist unter anderem ein Verständnisgewinn. Sie werden für die einzelnen Entwicklungsschritte des Hundes inklusive der neuronalen Zusammenhänge sensibilisiert. Das Hintergrundwissen trägt zur Horizonterweiterung bei, in der Hoffnung, dass es nicht während, sondern bestenfalls schon vor dem Kauf, zur Bewusstwerdung der Materie kommt. Das wissenschaftliche Fundament soll Halbwissen und Irrtümer klären, damit Sie Missverständnissen und Fehlentscheidungen entgehen.

Dieser Praxisratgeber zeichnet ein realistisches Bild möglicher Szenarien, in Kenntnis dessen Sie sich mental auf die Verantwortung als Hundehalter vorbereiten können. Die exemplarische Verbildlichung ist weniger als Abschreckung denn als Chance auf die mentale Vorbereitung zu verstehen.

Neben dem theoretischen Hintergrund erwartet Sie ein strukturierter Praxisteil, der sowohl als langfristiges Erziehungsmittel wie auch als direkt anwendbarer Notfallplan fungiert.

Am Ende verfolgen die einzelnen Hilfestellungen das Ziel, dass Sie mit Ihrem Hund zufrieden sind und die gemeinsame Zeit in vollen Zügen genießen können.

Bedenken Sie: Für Sie ist das Hundeleben eine lange Zeit, für Ihren Hund ist ebendiese Zeit alles, was er hat.

Der Rezipient dieses Handbuchs sind in erster Linie Sie. Sinnbildlich gesprochen sind Sie also der c/o-Adressat, an den all die Ratschläge vorrangig gerichtet sind. Sie wiederum teilen die Informationen mit Ihrem Hund. Denn auch wenn es der Hund ist, der die Verhaltensauffälligkeiten zeigt, leiten Sie die Veränderungen ein. Sie konstruieren das übergeordnete System aus Ritualen und Regularien, Sie legen die individuellen Freiheiten fest, Sie teilen die Ressourcen zu, Sie gewähren existenzielle Versorgung und überlebenswichtigen Schutz. Sie bestimmen, welche Verhaltenseigenschaft Ihnen nicht gefällt und durch welche sie ersetzt werden soll. Sie kennen Ihren Hund und sehen, wann er Hilfe braucht.

Sie sind im Leben Ihres Hundes der zentrale, soziale und sinngebende Bezug. Ohne Sie fehlt der Veränderungsimpuls. Ohne Sie hat der Hund keine Richtung, der er folgt.

In diesem Sinne: Nur Mut, Sie schaffen das! Viel Spaß beim Lesen und viel Erfolg!

Herzlichst,
Ihr Benedikt Wittner

KAPITEL 1: Das Märchen vom perfekten Hund

Schenkt man den Medien Glauben, dann steigt die Zahl der Problemhunde kontinuierlich an. Vor allem in Ballungszentren kommt es immer wieder zu Beißattacken oder Unfällen im Verkehr.

Dabei erfahren Hundehalter von heute mehr Unterstützung denn je: Stationäre Hundeschulen und Onlinekurse, kostenlose Beratungsangebote, Hundetherapeuten und -physiologen – das Hilfsangebot ist schier unendlich. Hinzu kommen materielle Erziehungshilfen wie der Maulkorb oder das Anti-Zug-Geschirr.

Woran liegt es dann, dass die Flut an Problemen trotzdem nicht abklingen will?

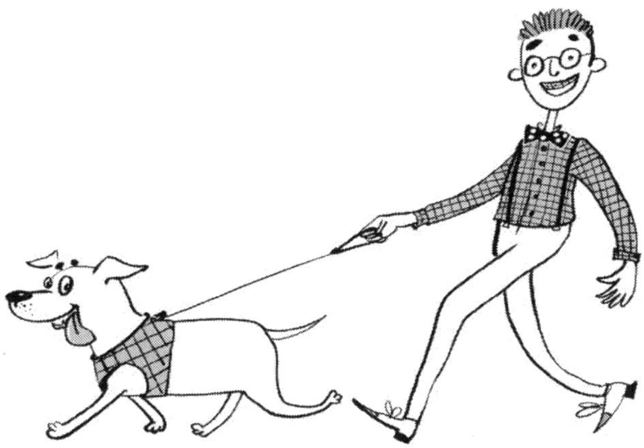

Ideal- und Realzustand

Hund und Halter müssen einem bestimmten Bild entsprechen, welches sich kontextbezogen verändert. Mal sind es die Mitmenschen, die vorgeben, wie der Idealhund auszusehen hat, mal sind es die gesetzlichen Vorgaben und mal sind wir es selbst.

Letzteres ist vor allem dann der Fall, wenn es sich um den Ersthund handelt. Natürlich kann sich der Hundehalter in spe vorab darüber informieren, was auf ihn zukommt. Er wird aber keine konkrete Idee davon entwickeln, wie weit Optimum und Realität auseinanderliegen können.
In der Vorstellung ist das gemeinsame Zusammenleben vor allem eins: harmonisch. Der Hund ist sozialisiert, freundlich und offen. Beim Spazierengehen knüpft er schnell tierische Kontakte. Er ist gelehrig und wendet das Gelernte zuverlässig an. Zu Hause ist er unauffällig. Er kennt und mag sein Bettchen und wartet dort, während sein Mensch nicht zu Hause ist. Generell hat er kein Problem damit allein zu sein. Umso mehr genießt er das gemeinsame Spiel und sportliche Aktivitäten.

Die nüchterne Wirklichkeit sieht jedoch oft anders aus.
Der Hund ist ein Lebewesen mit individuellen Stärken und Schwächen. Er folgt keinem Algorithmus, der maschinell durchlaufen wird, sondern ist instinktgesteuert und agiert häufig bedürfnisorientiert. Zwangsläufig wird er dabei auch Verhaltensweisen an den Tag legen, die sein Halter als störend empfindet.

Mit gezieltem Training lassen sich die Reaktionsmuster des Hundes jedoch gut steuern. Erziehung und die bewusste Einflussnahme auf das tierische Betragen sind also möglich, jedoch nicht bis zur

Perfektion. Denn der Hund kann die Geballtheit der menschlichen Erwartungen weder verstehen noch kann er Wünsche, die aus einem Mangel resultieren, kompensieren.

Gesetzliche Mindestanforderungen an die Hundehaltung

Einen Hund zu halten ist zunächst einmal ein bürokratischer Akt. Das Gesetz schreibt vor, welche Bedingungen im Einzelfall zu erfüllen sind. Neben Bundesgesetzen wie dem Tierschutzgesetz oder dem Bürgerlichen Gesetzbuch, die ganz wesentliche Informationen enthalten, bestehen weitere Regelungen auf Länderebene. Hundehalter in Niedersachsen müssen demnach andere Anforderungen erfüllen, als jene in Bayern.

Neben der Hundesteuer, die immer zu entrichten ist, kann ein Sachkundenachweis oder der Hundeführerschein verlangt werden. Damit soll sichergestellt werden, dass der Hundehalter Grundkenntnisse über Hund und Haltung hat und den unterschiedlichen Alltagssituationen gewachsen ist.
Ob ein Nachweis dieser Art erforderlich ist, steht manchmal in Abhängigkeit zu der Rasse oder der Größe des Hundes. Bei Listenhunden, also Hunden, denen eine gewisse Kampfbereitschaft nachgesagt wird, kommen Wesenstest und Gehorsamsprüfung verpflichtend hinzu. Ebenso bei Hunden, die bereits negativ aufgefallen sind.

Nach bestandener Prüfung oder mit einem sogenannten Negativzeugnis, das belegt, dass der Hund nicht zur Risikogruppe zählt, können beschränkende Maßnahmen, wie die Anleinpflicht, aufgehoben werden.

Für Listenhunde gibt es zusätzlich einen Katalog an Meldevorschriften, Zucht-, Handels- und Haltungsbedingungen sowie die Pflicht zum Abschluss einer Haftpflichtversicherung, deren Einhaltung durch unterschiedliche Kontrollstellen geprüft wird.

Wer sein Können und den Gehorsam seines Hundes freiwillig unter Beweis stellt, obwohl er keinen gelisteten Hund hält, profitiert mancherorts von einem Steuererlass.

Personen, die bereits Erfahrung in der Führung von Hunden haben, sind in einigen Bundesländern von der Pflicht etwaiger Wissensnachweise befreit.

Trotzdem gibt es einen gesetzlichen Mindestrahmen, von dem nicht abgewichen werden darf. Die Maulkorb- oder Anleinpflicht an bestimmten Orten, für bestimmte Rassen und zu bestimmten Zeiten, wie zum Beispiel während der Brut- und Setzzeit, zählen dazu.

Bei all diesen Vorschriften, fällt es schwer, den Überblick zu wahren. Vor allem, weil sie keinen Bestand haben, sondern den aktuellen innerpolitischen Entwicklungen angepasst werden. Einen Ausgangspunkt zu gesetzlichen Vorschriften der Hundehaltung finden Sie im Literaturverzeichnis am Ende des Buches. Für kommunale Vorschriften erkundigen Sie sich bitte bei Ihrer zuständigen Gemeinde.

Der Hund als Teil unserer Gesellschaft

Das Bündnis von Mensch und Hund wird zu einem Großteil von externen Faktoren, wie der Gesetzgebung, bestimmt. Aber auch unsere Mitmenschen setzen hohe Standards, die gerade in dicht besiedelten

Gegenden massiv mitbestimmen, wie die Mensch-Hund-Beziehung auszusehen hat.

Einige dieser Vorgaben verdrängen das Individualinteresse des Hundehalters und müssen erfüllt werden, wenn er weder sozial ausgegrenzt noch rechtlich angegriffen werden will. So können Wohnungseigentümer in der Hausordnung festlegen, welchen Verhaltenskodex der Hund zu befolgen hat. Kommt der Hundehalter diesen Anforderungen nicht nach, muss er die Wohnung räumen oder den Hund abgeben.

Darüber hinaus gibt es ein ganzes Konglomerat an Eigenschaften, die ein gesellschaftstauglicher Hund mitbringen muss. Der Hund soll unauffällig sein. Er muss seinen Jagdtrieb beherrschen, verlockende Reize ignorieren und darf nicht bellen. Generell darf er nicht selbst entscheiden, zum Beispiel darüber, ob er angefasst werden will oder nicht. Er muss freundlich, gehorsam und aufgeschlossen sein, darf sich gleichzeitig aber nicht aufdrängen. Es wird verlangt, dass der Hund von selbst erkennt, ob er Abstand wahren muss, weil sein Gegenüber ängstlich ist oder ob er den Kuschelhund herauskehren soll.

Damit all das gelingt, muss der Halter seinen Hund erziehen. Möglichst früh und möglichst effizient. Der Druck, der auf einem Hunde-Neuling lastet, ist groß. Denn andere haben ihn ja schon – den perfekten Hund! Zumindest ist das der Eindruck, der schnell entsteht, wenn man in Kontakt zu anderen Hundehaltern tritt. Sie wissen alles ganz genau, sind stets Herr der Situation und haben immer einen Kommentar parat, wenn ein fremder Hund nicht das tut, was er soll.

Ansprüche an Hund und Halter im Wandel der Zeit

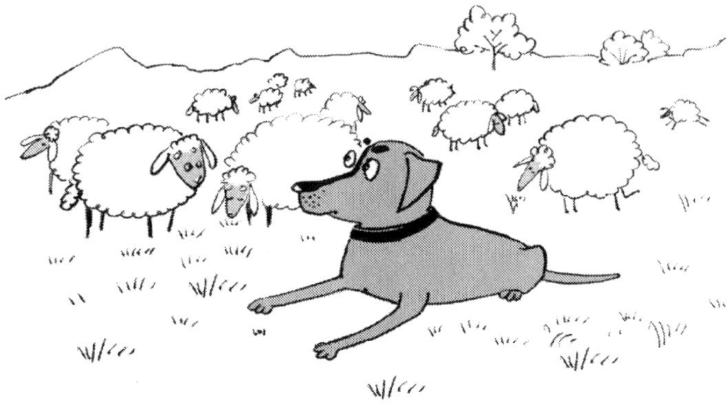

Unsere Vorfahren nutzten den Hund als Arbeitstier. Er half dabei, die Herde beisammen zuhalten und den Hof vor Eindringlingen zu schützen. Je zutraulicher und zuverlässiger der Hund, desto größer waren seine Chancen, mit dem Menschen zu kooperieren und die Vorzüge der wechselseitigen Beziehung zu genießen.

Der perfekte Hund von damals zeigte sich Fremden gegenüber aggressiv, er half bei der Jagd und verteidigte sein Territorium. Mit der Industrialisierung und Digitalisierung verloren seine Fähigkeiten jedoch an Relevanz und wurden zunehmend als störend empfunden. Der Hund von heute muss ein hohes Maß an Selbstbeherrschung aufbringen, um sich von seinem früheren Ich loszusagen. Was ihm dabei hilft, ist sein erstaunliches Talent, sich den wechselnden Umweltbedingungen anzupassen.

Aber nicht nur der Hund muss sich variabel zeigen. Auch sein Halter hat allerhand damit zu tun, den Alltagsanforderungen gerecht zu werden. Konkurrenz im Berufsleben, die Globalisierung mit all ihren Möglichkeiten, Hektik, moderne Kommunikationswege und die ständige Erreichbarkeit, Selbstoptimierung, finanzieller Druck. Der stetige Wandel mag fortschrittlich sein, er verunsichert aber auch und hält das Stresslevel auf einem konstant hohen Niveau. Vor diesem Hintergrund erfüllt der Hund eine weitere, wichtige Funktion: In unserer zunehmend komplexen Welt ist er ein verlässlicher Ankerpunkt.

Mit der Rollenverschiebung von Mensch und Tier veränderten sich auch die Gründe für den Hundekauf. Manch einer sucht gezielt nach hilfsbedürftigen Tieren, um Gutes zu tun. Ein anderer hofft auf soziale Bindung und der nächste nutzt seinen Hund, um Status und Etikette zu unterstreichen. Gerade der letzte Punkt geht jedoch häufig zulasten der Tiere. Begehrt ist was anders ist. Seltene Hunde sind aber oft ungesunde Zuchtmutanten (Anm.: persönliche Meinung des Autors). Viele von ihnen leiden gesundheitlich unter den Schönheitsmaximen der Menschen. Einige von ihnen können nur schlecht sehen oder erblinden im Laufe des Lebens, sie können ohne operativen Eingriff kaum atmen oder haben Schwierigkeiten beim Gehen. Wer sich einen Hund zulegt, sollte also genau überlegen, welche Motive er damit verknüpft und zu welchem Preis er seine Ziele erreicht.

Verminderte Impulskontrolle im Zusammenhang mit körperlicher Betätigung

Eine gestörte Impulskontrolle steht häufig im direkten Zusammenhang mit einem Mangel an Bewegung. Jedenfalls für Außenstehende, die immer einen gut gemeinten Rat auf den Lippen tragen. Sie legen dem Hundehalter nahe, den Hund systematisch zu beschäftigen. Dabei ist das oft genau der falsche Weg.

Nicht selten fallen gerade die Hunde durch störendes Verhalten auf, die besonders gefördert werden. Leistungsorientierte Halter treiben ihre Vierbeiner zu Hochleistungen an und entwickeln ein Sportkonzept, das den Hund an seine körperlichen Grenzen bringt. Das Problem: Ein konstant hohes Erregungslevel widerspricht dem Naturell des Hundes. Dadurch kann er sich zu einem aufgedrehten und überreizten Tier entwickeln, das dem ständigen Drang unterliegt, auf Umweltreize zu reagieren.

Der Halter steht damit in der Verantwortung, seinen Hund von ebendiesen Reizen abzuschirmen und ihm einen erholsamen Schlaf zu ermöglichen. Und das nicht nur in den Abendstunden, sondern über den ganzen Tag verteilt.

Abgesehen davon setzt sich der Hundehalter selbst unter Druck, wenn er die sportliche Betätigung seines Gefährten allzu streng taktet. Schließlich muss er seinen Hund dabei begleiten, ganz gleich, vor welchen beruflichen oder privaten Herausforderungen er steht und in welchem gesundheitlichen Zustand er sich selbst befindet. Kann er die Anforderungen zeitweise nicht erfüllen, kommen Schuldgefühle auf und die eigene Erziehungstauglichkeit wird infrage gestellt.

Die Ursachen für Verhaltensauffälligkeiten beim Hund verlaufen manchmal konträr. So kann ein unruhiger Hund sowohl an zu viel als auch an zu wenig Bewegung leiden. Gerade Wohnungshunde, die den ganzen Tag darauf warten, dass ihr Mensch nach Hause kommt, nur um dann schnell in den Garten geschickt zu werden, um dort die Notdurft zu verrichten, verlangen nach Beschäftigung. Sie sind physisch und kognitiv unterfordert und jagen neuen Impulsen freudig hinterher. Der Hund hilft sich selbst aus der Eintönigkeit hinaus, indem er monotone Bewegungsmuster durchbricht und stattdessen offensiv mit seiner Umwelt interagiert.

Das Gute daran: Unterbeschäftigte Hunde lassen sich leicht in ihrem Verhalten korrigieren, indem der Alltag spannender gestaltet wird. Gemeinsame Spieleinheiten und abwechslungsreiche Laufrunden können schon zu einer spürbaren Veränderung beitragen. Aber wieder ist es der Hundehalter, der in der Verantwortung steht. Er muss sein Bedürfnis nach situativem Komfort zurückstellen und seinem Hund stattdessen neue Betätigungsfelder erschließen.

Der Hund als Sozialpartner und Therapeut

Für viele Menschen ist der Hund aber weit mehr als nur ein Accessoire oder ein sportlicher Begleiter. Er ist Freund, Partner oder Kind. Gerade in der heutigen Zeit schließt der Hund eine Lücke, die die Oberflächlichkeit sozialer Medien und die Unbeständigkeit realer Kontakte geschaffen hat. Der Hund steht für Eindeutigkeit und für ein unkompliziertes Beziehungsmodell. Er liebt bedingungslos und ist immer da, er kompensiert körperliche Distanz und hegt keine trügerischen Absichten. Wer sich in der schnelllebigen Welt verloren glaubt, findet in seinem Hund konstanten Halt. Er vereint Menschen, indem er den Gesprächseinstieg erleichtert und für eine Vielfalt an Gesprächsthemen sorgt. Gerade introvertierte Menschen profitieren davon.
Teilweise geht die Vermenschlichung des Hundes aber so weit, dass eine symbiotische Beziehung zwischen ihm und seinem Halter entsteht. Der Hund wird dann als vollwertiges Familienmitglied angesehen. Er gibt die Tagesstruktur vor und darf sich verhalten, wie es ihm beliebt.

Obgleich dem Hund heute ein höherer Stellenwert beigemessen wird als je zuvor, funktioniert dieses Rollenverständnis nicht. Ein Hund kann sich faktisch nicht auf Augenhöhe mit seinem Halter befinden, weil ihm nicht die gleichen Rechte zukommen und er nicht über dieselben Fähigkeiten verfügt. Er entscheidet nicht darüber, ob es ihm in seiner neuen Zwangsfamilie gefällt und hat auch in Alltagsfragen keine Entscheidungskraft. Zwar kann der Mensch eine Vorstellung darüber entwickeln, wie der Hund entscheiden würde, wenn er denn könnte. Dennoch ist die Entscheidungsgrundlage stets die eigene.

Dessen ungeachtet erleben viele Menschen die Beziehung zu ihrem Hund als besonders intensiv. Sie haben das Gefühl, intuitiv verstanden zu werden.
Grund dafür sind psychosoziale Ähnlichkeiten zwischen Mensch und Hund. Beim Verarbeiten emotionaler Informationen werden die gleichen Hirnareale aktiv. Außerdem sind beide Arten dazu in der Lage, die Stimmungen des jeweils anderen wahrzunehmen.

Neben den Parallelen im Erfassen emotionaler Zusammenhänge können beide Spezies auch ähnliche Verhaltensstörungen ausbilden. Kein Wunder also, dass der Hund den Menschen immer wieder erfolgreich therapiert.

Hunde können sich mit nahezu jeder Aufgabe arrangieren. Die Arbeit mit heftigen Emotionen kann aber in einer Überforderungssituation enden. Therapeut zu sein übersteigt das eigentliche Rollenverständnis des durchschnittlichen Haushundes und sollte deshalb speziell ausgebildeten Therapiehunden vorbehalten sein. Wer mit dem Gedanken spielt, einen Hund aufzunehmen, um körperlichen und seelischen Ballast abzuladen, sollte lieber alternative Möglichkeiten in Betracht ziehen.

Impulsgesteuertes Verhalten liegt in den Genen

Ob ein Hund zu impulsivem Verhalten neigt, kann rassespezifisch vererbt werden.

Einige Hunderassen tendieren zu Auffälligkeiten, die man bei der Kaufentscheidung berücksichtigen sollte. So werden spezialisierte Jagdhunde, wie die Setter, vermutlich Probleme mit dem sicheren Rückruf haben. Arbeitshunde, wie die Border Collies, können sich ohne klar umrissene Aufgaben schnell langweilen und Zwänge entwickeln. Und zurückhaltende Hunde, wie der Spanische Wasserhund, können auf Menschenansammlungen besonders sensibel reagieren und ihren Stress durch lautes Bellen kundtun.

Zusätzlich zu manchen Rassen sind auch Straßen- und einige Mischlingshunde vorbelastet. Sie haben sich über Generationen hinweg Überlebensmechanismen antrainiert, die sie nur schwer wieder ablegen können.

Neben den rassetypischen Erscheinungsformen störenden Verhaltens gibt es auch alters- oder geschlechtsbedingte Probleme.

Hunde, die in einer reizarmen Umgebung aufwachsen, haben später Schwierigkeiten mit dem Trubel einer Großstadt umzugehen. Sie neigen zu Unsicherheit und ziehen sich lieber zurück. Ein weiteres Phänomen vorrangig junger Hunde ist das Urinieren im Wohnbereich oder das Zerstören materieller Güter.

Alte Hunde hingegen reagieren häufig sehr empfindlich auf laute Geräusche.

Ferner sind es in der Mehrzahl Rüden, die impulsiv reagieren.

Es zeigt sich: Die vermeintliche Impulsstörung kann genetisch bedingt und damit arttypisch sein.

Warum das Training beim Menschen beginnt

Hunde orientieren sich stark an ihrer menschlichen Bezugsperson und übernehmen einige ihrer Charaktermerkmale. Gerade deshalb ist es wichtig, dass der Mensch mit gutem Beispiel voranschreitet. Er muss sich seiner Verantwortung gegenüber dem Hund bewusst werden. Sein eigenes Handeln und Innenleben werden von seinem Vierbeiner aufgesaugt und gespiegelt. Hektik und Stress können beim Hund Symptome wie Aggressionen verursachen. Sobald der Hund unerwünschte Verhaltensausprägungen zeigt, sollte der Halter deshalb die eigene Haltung reflektieren und überprüfen, ob er selbst vielleicht Anlass dazu gibt.

Als Leitfigur muss er zum einen ein besonderes Feingespür für die Bedürfnisse seines Hundes entwickeln. Er muss erkennen, wann dieser an seine Grenzen stößt und Unterstützung braucht. Zum anderen muss er diese Unterstützung auch zuverlässig bieten. Das kann er nur, wenn er Sicherheit vermittelt und seinem Hund dabei hilft, knifflige Situationen zu bewältigen. Der Hundehalter muss also erkennen, wann es an der Zeit ist, Veränderungsprozesse einzuleiten.

In vielen Fällen kann unangebrachtes Hundeverhalten mit dem richtigen Training vermieden oder zumindest gemildert werden.

Das Training muss sich an dem Hund orientieren, daran, welche Veranlagung er mit sich bringt und daran, welchen Anforderungen er im Alltag begegnet. Denn obgleich Gene und einzelne Charakterausprägungen der Hunde unveränderlich sind, kann auf die Intensität des Fehlverhaltens Einfluss genommen und eine lästige Gewohnheit durch sozialverträgliches Alternativverhalten ersetzt werden. Der Hund kann lernen, Frust zu ertragen und seine Emotionen anders zu kanalisieren, sprich, seine Impulse zu kontrollieren.

Aber: Kein Hund wird jemals zu 100 Prozent gehorchen. Fest verwurzelte Probleme und Verhaltensweisen, die sich über Jahre hinweg manifestiert haben, bleiben manchmal ein Leben lang. Das gilt erst recht dann, wenn die Schwierigkeiten krankheitsbedingt auftreten. Auch emotional aufgeladene Situationen, in denen besonders viele oder unbekannte Reize auf den Hund einwirken, stellen ein Risiko dar, das sich auch mit gutem Training nicht ganz vermeiden lässt.

Abgesehen davon kann es immer wieder zu Rückschlägen kommen. Wichtig ist dann, nicht nur selektiv all das wahrzunehmen, was nicht funktioniert, sondern zu hinterfragen, ob überhaupt etwas nicht funktioniert. Denn gemessen an den tierischen Bedürfnissen ist das Betragen, das wir als anstößig empfinden, völlig normal.

Das gemeinsame Training ist ein Prozess. Es erfordert Zeit und Einsatz, macht aber auch Spaß und stärkt das Band zwischen dem Hund und seinem Halter.

KAPITEL 2: Den Hund verstehen – Was geht im Körper und Geist des Vierbeiners vor?

Die Probleme mit impulsiven Hunden nehmen augenscheinlich zu. Doch woher kommt diese Impulsivität?

Leider ist die Antwort darauf spekulativ und vielschichtig. Eine Einzelursache steckt nur selten dahinter. Vielmehr geht es um ein komplexes Gefüge aus Genetik, Biologie, Psychologie, Kommunikation sowie zahlreichen weiteren Einflüssen aus dem direkten Umfeld des Hundes.

Mögliche Ursachen im Überblick

Es gibt eine Vielzahl möglicher Ursachen, die eine Impulsstörung auslösen oder verstärken können. Häufig bedingen sich mehrere Faktoren wechselseitig, weshalb punktgenaue Diagnosen so schwer zu treffen sind.

Krankheit:

Die Impulsstörung des Hundes kann mit einer Krankheit beginnen, sie kann eine solche aber auch hervorrufen.

Viele Erkrankungen, zum Beispiel hormonelle Störungen, gehen ohne sichtbare Symptomatik einher. Die krankhaften Veränderungen spielen sich im Körperinneren des Hundes ab und sind ohne den geschulten Blick eines fachkundigen Tierarztes nicht zu erkennen.

Eine der häufigsten Hormonerkrankungen, die den Hund in einen Zustand von Nervosität und Dauererregung versetzt, ist die Schilddrüsenüberfunktion (im medizinischen Fachjargon Hyperthyreoidismus).

In Folge einer Schilddrüsenüberfunktion wird der Körper des Hundes mit einem Übermaß an Energie versorgt. Das äußert sich unter anderem an einem gesteigerten Temperament und einer scheinbar grundlosen Aggression sowie einer Gewichtsreduktion und einem verstärkten Hunger- und Durstgefühl, über das der Hund versucht, seine Energiereserven zu füllen.

Die Schilddrüsenüberfunktion ist durch Medikamente gut in den Griff zu bekommen. Je nach Ursache kann ein chirurgischer Eingriff notwendig sein, zum Beispiel dann, wenn die Dysfunktion auf einen Tumor zurückzuführen ist.

Stoffwechsel:

Bereits im vorgeburtlichen Stadium passt sich der Stoffwechsel des ungeborenen Hundes an die Umgebung an. Die Erfahrungen, die die Mutter während der Trächtigkeit macht, beeinflussen ihren Hormonspiegel und damit auch den der Embryone. Stress, Angst, Schmerz, Wetterumschwünge und die Zusammensetzung des Futters werden zu wichtigen Faktoren im Zusammenhang mit der späteren Neigung zu impulsivem Verhalten. Aus evolutionstheoretischer Perspektive erfüllt diese pränatale Prägung vor allem den Zweck, den Hund möglichst gut auf die Umweltbedingungen vorzubereiten, die ihn erwarten werden. Die individuelle Ausprägung des Stoffwechselsystems ist also von überlebenswichtigem Charakter, jedenfalls in der freien Natur.

Eingeschränkte Sinneskraft:

Neben kranken Hunden sind es vor allem ältere Tiere, die auffällig sind. Hunde, die in ihrer Sinneswahrnehmung eingeschränkt sind, also zum Beispiel nicht richtig sehen oder hören können, entwickeln häufig Ängste, denen sie teils unkontrolliert Ausdruck verleihen. Die verminderte Fähigkeit, Impulse angemessen zu kanalisieren, kann deshalb im Alter nachlassen.

Verhaltensstörung als Zuchtresultat:

Überzüchtete Hunde leiden häufig an Erbkrankheiten, die genetisch verankert sind. Der Mensch fokussiert sich in der Zucht gezielt auf die Wesensmerkmale, die der Kunde fordert. Die Genetik ist jedoch multidimensional und in weiten Teilen noch immer nicht erforscht. Einzelne Merkmale stehen in direktem Zusammenhang mit anderen Aspekten, deren plötzliches Fehlen aufgrund von Selektion dazu führen kann, dass es zu neurologischen Fehlschaltungen kommt. Das experimentelle Selektieren geht deshalb zu lasten der daraus entstehenden Bausatzhunde.

Wenn die Hunderasse nicht zum Halter passt:

Die Impulsstörung eines Hundes kann auch damit zusammenhängen, dass das Lebensmodell des Halters nicht zur gewählten Hunderasse passt. Die Kaufentscheidung sollte deshalb alle entscheidenden Rassemerkmale berücksichtigen. Bestenfalls wird sie durch ein

Beratungsgespräch abgesichert. “Fehlkäufe” lassen sich später nämlich nicht einfach rückabwickeln, jedenfalls nicht, ohne bleibende Schäden auf der Hundeseele zu hinterlassen.

Traumata im Welpenalter:

Die Tendenz zu aggressivem Verhalten kann neurologische Ursachen haben.
Traumatische Erlebnisse während der Präge- und Sozialisierungsphase eines jungen Hundes können die Hirntätigkeit irreparabel schädigen und spätere Verhaltensabläufe nachteilig beeinflussen. Postnatale Belastungen sind deshalb so folgenschwer, weil dem jungen Hund noch keine Bewältigungsstrategien zur Verfügung stehen. Je einschneidender das Ereignis, desto gravierender der gesundheitliche Schaden: Verknüpfungen innerhalb des Gehirns werden gekappt und das Lernen insgesamt erschwert.

Ernährungs- und Fressgewohnheiten:

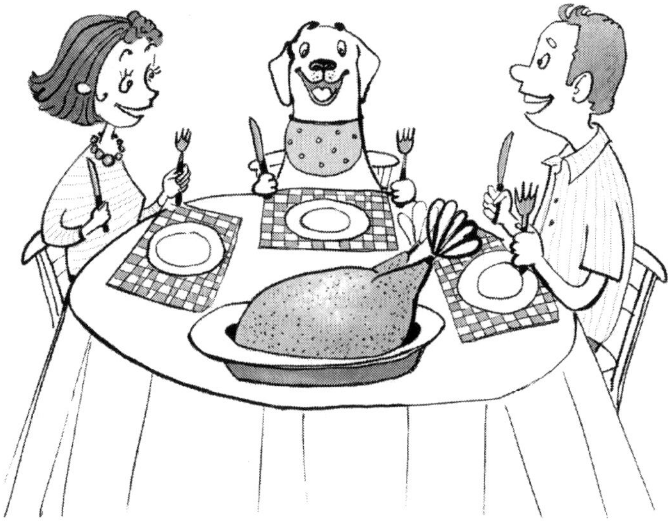

Verhaltensauffälligkeiten beim Hund entstehen häufig aus verschiedenen Fragmenten, die ungünstig zusammenwirken. Falsch abgestimmte Futtermittel oder schlechte Fressgewohnheiten können ein solches Fragment sein.

Protein: Je höher der Proteingehalt im Hundefutter, desto aggressiver der Hund. Dieses Ergebnis konnte einer Versuchsreihe zur Verhaltensforschung am Hund[1] entnommen werden.

Kohlenhydrate: Kohlenhydrate wirken auf den Hund beruhigend, weil sie den Transport von L-Tryptophan unterstützen, welches sich im Gehirn zum Neurotransmitter Serotonin verändert.

1 Dodman, Nicholas & Reisner, I & Shuster, Louis & Rand, W & Luescher, U & Robinson, I & Houpt, Katherine. (1996). Effect of dietary protein content on behavior in dogs. Journal of the American Veterinary Medical Association. 208. 376-9.

Fette: Als natürlicher Energielieferant sind Fette unabdinglich. Doch auch sie können zur Synthese von Serotonin beitragen und dadurch ein Stück weit die Kohlenhydrate ersetzen bzw. ergänzen.

Futterzeiten: Gestaffelte Mahlzeiten verteilt über den Tag beugen Verhaltensauffälligkeiten vor und sorgen dafür, dass biologische Prozesse kontinuierlich ablaufen, anstatt im Laufe des Tages einzubrechen und bei der nächsten Fütterung schlagartig wieder hochzufahren.

Territorialverhalten:

Hunde in freier Wildbahn haben ein Territorium und verteidigen diesen Bereich durch Drohgebärden vor Fremdlingen.

Das Miteinander in einem Sozialverbund funktioniert aber nur, wenn der Hund seine Revieransprüche, entgegen seiner Veranlagung, nicht geltend macht. Jedenfalls in keiner Form, die gefährlich werden kann. Spätestens beim Anspringen und bei Beißereien muss der Hund zugunsten der Allgemeinheit gemaßregelt werden. Vor allem, weil nicht nur die eigenen vier Wände geschützt werden, sondern auch der Außenbereich (Parks, Wanderroute, einzelne Objekte außerhalb der Wohnung, etc.) partiell in Anspruch genommen wird.

Störverhalten bei Stress:

Stress ist ein körpereigenes Instrumentarium der Überlebenssicherung. Wird Stress empfunden setzt der Körper Stresshormone frei, die die Reaktions- und Leistungsfähigkeit optimieren (positiver Stress).

Dadurch, dass der Fokus dem Überleben gilt, stehen dem Hund aber keine weiteren Ressourcen mehr zur Verfügung, die er braucht, um sich sozialkonform zu verhalten und etwaige Leistungsanforderungen zu erfüllen. Der Zugang zu bereits erlernten Lösungsansätzen ist bei lang anhaltendem Stress blockiert, das Denken funktioniert insgesamt nur noch rudimentär und auch die Konzentrationsfähigkeit ist vorübergehend beeinträchtigt (negativer Stress).

Stress kann im Äußeren entstehen, sich also zum Beispiel aus den konkreten Haltungsbedingungen ergeben (äußerer Stress). Er kann sich aber auch unmittelbar auf den Organismus des Hundes beziehen, zum Beispiel durch Schlaflosigkeit oder Mangelernährung (innerer Stress).

Ärger mit dem jagenden Hund:

Die Jagd wird durch bestimmte Reize eingeleitet. Das können Sichtreize sein, zum Beispiel ein Eichhörnchen, das über den Boden huscht und dabei vom Hund erblickt wird. Es können aber auch Sinneseindrücke wie tierische Gerüche oder Geräusche sein, die den Hund in seinen Bann ziehen.

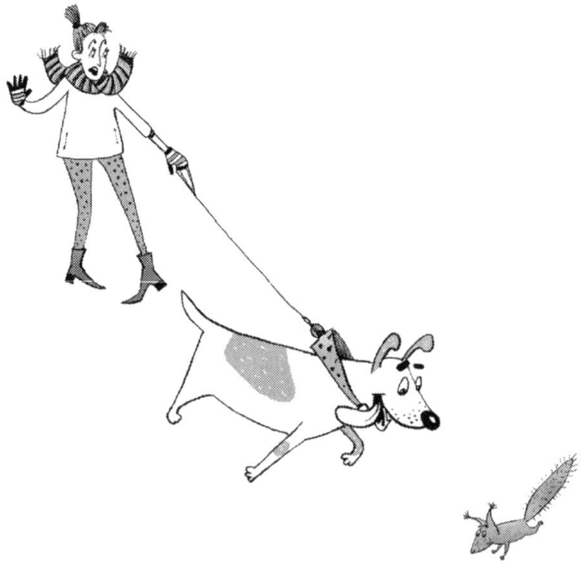

Die Jagd ist eine Verkettung einzelner Teilelemente. Zu ihnen zählen das Ausschauhalten, das Aufnehmen von Fährten und das Aufstöbern von Wild gefolgt vom Treiben und Hetzen, dem Packen und Apportieren sowie dem Töten und Fressen. Der letzte Punkt schließt die natürliche Jagdsequenz ab, ist in der Arbeit mit geschulten Jagdhunden aber strikt verboten.

Im Alltag sind besonders die Jagdaspekte Ausschauhalten und Hetzen ein Problem. Befindet sich der Hund tief in einem der beiden Modi, ist er kaum noch abrufbar. Er entfernt sich aus dem Sicht- und Handlungsbereich seiner menschlichen Bezugsperson und widmet seine ganze Aufmerksamkeit dem Jagdprozess.

Der Hund jagt normalerweise nicht, weil er einen Ernährungsmangel kompensieren muss. Häufig ist es ganz einfach die Freude, die ihn währenddessen überkommt.

Ein Großteil der jagdlichen Ambition wird aber auch vererbt. Unabhängig von der Jagdbereitschaft, die dem Hund seit Anbeginn der Zeit in den Knochen steckt, weil er vom Wolf abstammt und nur durch das Erlegen von Wildtieren überdauern konnte, entscheidet die Veranlagung darüber, wie intensiv das Jagdverhalten zutage tritt.

Jagdrassen reagieren verstärkt auf Jagdreize. Sie können ihre Emotionen weitaus schlechter zügeln, als Hunde, denen dieses genetische Gepräge fehlt.
Zu den Hunderassen, die jagdlich besonders ambitioniert sind, gehören unter anderem die Weimaraner, die Setter, die Magyar Vizslas, Dackel, Bracken oder die Deutschen Wachtelhunde.

Es gibt Jagdhunde, die in enger räumlicher und kommunikativer Abhängigkeit zum Jäger arbeiten und andere, die in Eigenregie tätig sind. Hunde, die der ersten Gruppe angehören, sind in der Regel umgänglicher und weniger problematisch.

Wer Jagd- oder Hütehunde favorisiert, aber selbst in einem familiären Zusammenschluss lebt, den Hund also nicht beruflich entsprechend dessen Jagdkompetenz einspannen will, muss sich darauf einstellen, die Erziehung mit einer Menge Durchhaltevermögen betreiben zu müssen. Wichtig ist es, die Triebe des Hundes nicht ins Leere laufen zu lassen oder vollständig zu unterbinden, sondern alternative Beschäftigungen zu finden.

Neurologische Abläufe im Zusammenhang mit Kontrollverlust

Wie der Hund denkt, ist abhängig von den Funktionen, die das Gehirn übernimmt, den übrigen organischen Vorgängen, dem Erbgut sowie den Erfahrungen und den Einflüssen, denen der Hund ausgesetzt ist und war. Aufgrund dessen, dass die Liste aller einflussgebenden Faktoren kontinuierlich wächst und damit niemals abschließend aufgeführt werden kann, sollen nachfolgend nur exemplarisch jene Abläufe im Gehirn benannt werden, die maßgeblich an der Impulsproblematik beteiligt sind.

Allgemeine Funktionsweise:

Das Gehirn ist im Prinzip ein riesiger Schaltkreis, der ständig neue Verbindungen knüpft. Die Verbindungspunkte sind die sogenannten Neuronen. Zwischen den einzelnen Neuronen befindet sich der synaptische Spalt. Das ist der Ort, an dem eine Information, die ihre Reise durchs Gehirn als elektrisches Signal startet, in ein chemisches Signal umgewandelt wird. Die Übertragung des chemischen Signals erfolgt durch Botenstoffe, die von der nächstgelegenen Zelle empfangen werden. Die Botenstoffe können dazu führen, dass der Informationsfluss unterbrochen wird oder eben nicht.

Wird eine ähnliche Information mehrmals nacheinander übertragen, verbessert sich die Verbindung und es bilden sich eigene Transportwege, damit die Übertragung der gleichen Signale für die Zukunft möglichst effektiv ist. Die Stärkung der neuronalen Pfade ist genau das, was im Hundetraining passieren soll. Der Hund wiederholt gewünschte Verhaltensweisen und polt sein Gehirn darauf um. Der Informationsfluss zu dem neuen Reaktionsmuster kann dadurch mit jeder Wiederholung leichter abgerufen werden, wohingegen die alten Übertragungswege allmählich verblassen.

Botenstoffe:

Es gibt vier Transmittersysteme zur Übertragung der Informationen. In der Frage um die Entstehung von impulsgestörtem Verhalten spielen das dopaminerge und das serotonerge System eine entscheidende Rolle.

Dopamin ist ein Glückshormon. Es wird im Zusammenhang mit positiven Empfindungen freigesetzt und wirkt dann, wenn Motivation und Belohnung am Ausgang der Situation beteiligt sind.
Dopamin beeinflusst die motorische Reaktion, indem es den Erregungsimpuls an entsprechende Stelle weiterleitet. Weil der Hund nach dem Prinzip des Lustgewinns und der Schmerzvermeidung vorgeht, wird die körperliche Handlung so ausfallen, dass die Folge darauf möglichst angenehm ist.

Serotonin ist immer dann im Spiel, wenn es darum geht, gelassen auf Veränderungen zu reagieren. Es schützt davor, bei Stress aus der Haut zu fahren. Die vorhandene Menge Serotonin kann aber nur ein gewisses Stressaufkommen kompensieren. Alles, was darüber hinausgeht, wird vom Serotonin nicht mehr abgefangen. In lang anhaltenden Stressphasen oder bei Stress von besonders hoher Intensität greift der Beruhigungsmechanismus also nicht und der Hund neigt zur Unruhe und Aggression.

Das limbische System:

Noch bevor rationale Denkprozesse in Gang gesetzt werden, bewertet das limbische System, ob eine Handlung lohnenswert ist, weil sie positive Folgen nach sich ziehen wird, oder ob von ihr abgelassen werden sollte, weil die Konsequenzen eine emotionale Disharmonie verursachen könnten. Die unterbewusste Kategorisierung von Ereignissen in gut oder schlecht beeinflusst den Grad an Motivation, mit der diesem Ereignis begegnet wird. Das limbische System speichert die Bewertung ab, sodass sie in einer ähnlichen Situation als Entscheidungshilfe für die darauf folgende Reaktion genutzt werden kann.

Der Kortex:

Zum limbischen System gibt es ein Gegenstück, den sogenannten Kortex. Der Kortex ist für das rationale Denken verantwortlich. Auf Grundlage des Gefühlsspeichers im limbischen System werden im Kortex Handlungen geplant und gegenkontrolliert. Hier entscheidet sich also, ob der Hund seine Impulse steuern kann oder nicht.

Der Hypothalamus:

Eines der Hirnareale, das immer wieder an Impulskontrollstörungen beteiligt ist, ist der Hypothalamus. Er steuert die Hormonproduktion. Der Hypothalamus wird auch aktiv, wenn sich der Hund nicht zu helfen vermag, weil er keine Bewältigungsstrategie kennt, die zur Lösung einer akut belastenden Situation beitragen könnte. Er greift dann auf alternative Verhaltensweisen (Übersprunghandlungen und Instinkte) zurück, die zwar nicht zur Problemlösung beitragen, aber das Gehirn ersatzbefriedigen und damit den hormonellen Erregungszustand stoppen (Dopaminbremse).

Kortisol:

Wird der Hund mit einer Gefahr konfrontiert, steigt der Kortisolspiegel. Kortisol ist das Stresshormon, welches dafür verantwortlich ist, dass man sich auf die wesentlichen, lebenserhaltenden Maßnahmen konzentriert und alles Weitere vorerst in den Hintergrund gerät. Der Körper befindet sich in einem Zustand, in welchem er sein gesamtes Leistungspotenzial schlagartig entfalten kann, nachdem er die instinktive Entscheidung für Kampf oder Flucht getroffen hat.

Defensive Trainingsmethoden – so lernt der Hund

Damit der Hund auf Stressoren selbstbeherrscht reagieren kann, muss er lernen, Frustration zu ertragen und instinktives Störverhalten gegen alternative Lösungsmuster einzutauschen. Im Extremfall kann er dann auf diese erlernten Strategien zurückgreifen und den Akutmoment souverän meistern.

Ein ganz wesentlicher Teil beim Lernen geschieht im mesolimbischen System, also jenem Teil des Gehirns, der für Belohnung und Motivation zuständig ist. Beide Aspekte gehen Hand in Hand, denn in Erwartung einer Belohnung ist der Hund motiviert dazu, Verhalten abzurufen, das ihm Mühe bereitet. Je beschwerlicher der Weg, desto mehr Motivation ist dafür erforderlich.

Als Belohnung kommen alle Aktivitäten oder Objekte in Betracht, die bei dem Hund angenehme Gefühle auslösen, also alles, was er als Erfolg verbucht. Das können kleine Leckerbissen sein, lobende Worte, Körperkontakt, Gerüche, Sinnesempfindungen oder das Spiel mit dem Ball.

Dieser Trainingsansatz nennt sich positive Verstärkung. Körperliche Strafen, Schreie oder Ignoranz werden bei dieser Herangehensweise ausgeklammert. Das Erfolgsbemühen des Hundes ist nämlich derart ausgeprägt, dass er versuchen wird, Misserfolge möglichst zu vermeiden. Ein Misserfolg kann auch das Ausbleiben einer Belohnung sein. Sobald der Hund in seinem Verhalten nicht bestärkt wird, sucht er also nach einer Alternativlösung, die einen Erfolg auslöst. Ist der Hund nun einer vergleichbaren Situation ausgesetzt, die seine Selbstbeherrschung fordert, erinnert er sich an die erlernte Strategie. In Erwartung an das folgende Lob wird er das erwünschte Verhalten abrufen.

Der Hund lernt aber auch durch Struktur und wiederkehrende Abläufe. Er lässt sich auf ein bestimmtes Verhalten konditionieren, wenn er mehrere Komponenten miteinander in Verbindung setzt. So kann er zum Beispiel den Zusammenhang bestimmter Geräusche und Tätigkeiten erkennen.

Ferner lernt der Hund am Modell. Er orientiert sich also an seinen Artgenossen oder am Halter und kopiert, was er sieht. Der Hundehalter ist deshalb ein wichtiges Vorbild. Wenn er sich selbst nicht stressen lässt, kann auch der Hund einen Teil seiner Anspannung ablegen. Über einen längeren Zeitraum lernt er dadurch, dass bestimmte Reize ungefährlich sind und er nicht impulsiv darauf reagieren muss.
Der Hund ist also durchaus dazu in der Lage, sein Handeln zu steuern. Er kann vorausschauend und planerisch vorgehen. Er kann sich für oder gegen eine Aktion entscheiden. Für ein gesundes Miteinander und das Nutzen sozialer Strukturen sind Fähigkeiten dieser Art unverzichtbar.

Die sichere Mensch-Hund-Beziehung

Stabilität und Vertrauen sind die Basis, auf der Veränderungsprozesse stattfinden. Deshalb steht zunächst der Halter in der Pflicht, an der Beziehung zu seinem Hund zu arbeiten und klassische Erziehungsfehler wie Bestrafungen, Überforderung oder Wankelmut zu vermeiden.

Er sollte einen möglichst realistischen Blick für die Probleme seines Hundes entwickeln. Wer das Jagdverhalten als natürlich betrachtet und versteht, dass die artgerechte Hundehaltung ohne die Konfrontation mit einzelnen Jagdfaktoren gar nicht möglich ist, kann besser damit umgehen, wenn der Hund seine Instinkte von Zeit zu Zeit durchblicken lässt. Vor diesem Hintergrund werden vermeintliche Trainingsrückschritte auch weniger verbissen gesehen. Der Hund bildet seine Veranlagung zur Jagd nämlich bis ins Erwachsenenalter aus. Und auch die Jagdlust ist nicht stabil, sondern verändert sich mit den Jahreszeiten. Kommt es also wieder zu einem Entwicklungsschub oder einer saisonalen Verlagerung, kann sich das im Trainingserfolg bemerkbar machen.

KAPITEL 3: Welcher Hund passt zu mir?

Die Kaufentscheidung ist ein ganz wesentlicher Schritt. Welcher Hund soll es sein? Was erwarte ich, was kann ich bieten und welcher Hund passt am ehesten dazu?

Jeder Hund ist ein Unikat. Wie er sich im Laufe seines Lebens präsentiert, weiß niemand so genau. Trotzdem gibt es Anhaltspunkte (Genetik, Rassenbeschreibung, Bezugsquelle u. v. m.), die eine erste Einschätzung erlauben.

Die genetische Vielfalt

Hunde haben fast doppelt so viele Chromosomen wie der Mensch und schätzungsweise 19.000 Gene. Die Erkenntnisse über genetische Zusammenhänge haben seit dem Jahr 2003 einen ordentlichen Schub gemacht. In diesem Jahr gelang es der Wissenschaft nahezu vollständig das Genom eines Pudels und wenige Jahre später das eines Boxers zu sequenzieren.

Eine konkrete Merkmalsausprägung entsteht durch das Zusammenwirken mehrerer Einheiten des Genoms, die gemeinsam vererbt werden. Ziel der Forschung ist demnach, diese Zusammenhänge zu erkennen und in der DNA-Sequenz zu verorten.

Es konnten bereits Gene lokalisiert werden, die an der Entstehung rassespezifischer Krankheiten beteiligt sind. Auch der

Geschlechtsdimorphismus, zum Beispiel der Größenunterschied weiblicher und männlicher Tiere, lässt sich mittlerweile erklären.

Optische Merkmale und organische Erkrankungen sind also bereits fester Bestandteil der aktuellen Forschungsarbeit. Die Prognose lässt vermuten, dass die wissenschaftlichen Erkenntnisse in diesem Sektor weiter rasant wachsen werden und eines Tages auch mentale Abläufe und Verhaltensausprägungen zu ihrem Gegenstand gehören.

Trotzdem steckt die Säugetiergenetik noch in den Kinderschuhen. Die Verfahren sind aufwendig, erfordern technische und finanzielle Mittel, müssen vielfach wiederholt und miteinander abgeglichen werden.

Beliebte Hunderassen im Direktvergleich

Der Schäferhund

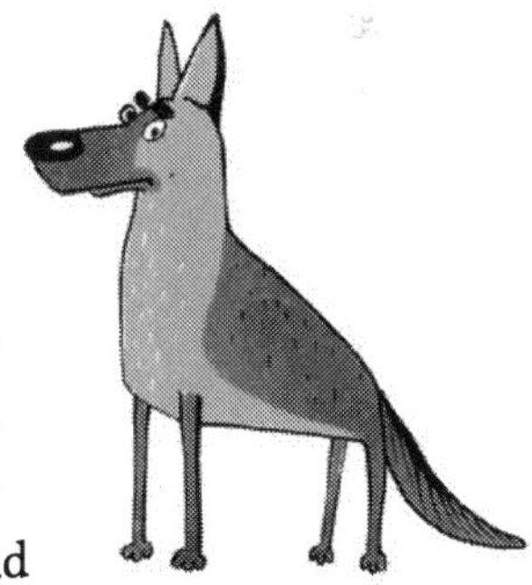

Der Deutsche Schäferhund ist so facettenreich, dass er sich beinahe in jede Lebensform integrieren lässt. Er ist selbstbewusst, sehr robust und mit einem starken Nervenkostüm versehen und deshalb im Personenschutz häufig erste Wahl. Gleichzeitig ist er familien- und harmonieorientiert, sodass er auch als Begeleit- oder Familienhund infrage kommt.

Der Deutsche Schäferhund ist mit allen Fähigkeiten ausgerüstet, die er braucht, um sich selbst optimal versorgen zu können. Wenn sein Halter also nicht signalisiert, dass er die Rudelführung übernimmt, kann der Hund diesen Posten für sich beanspruchen. Durchsetzungskraft und ein stringenter Erziehungsstil sind deshalb essenziell.

Die Attribute Sportlichkeit, Arbeitseifer und Beschützerinstinkt liegen dem Schäferhund im Blut. Das optimale Wohnareal wäre deshalb ein weitläufiger Grund, den er vor Fremdzutritt schützen kann. Als Begleitung einer sportlichen Person, die ihn in gemeinsame Aktivitäten einzubinden vermag, findet er sich aber auch in einer Stadtwohnung zurecht.

Schäferhunde leiden häufig an Ellenbogen- und Hüftgelenkdysplasie und einem schmerzhaften Rücken. Seriöse Züchter achten darauf, nur beschwerdefreie Tiere miteinander zu verpaaren. Der finanzielle Mehraufwand für einen Hund aus professioneller Zucht ist also eine Direktinvestition in die Gesundheit des Tieres.

Der Chihuahua

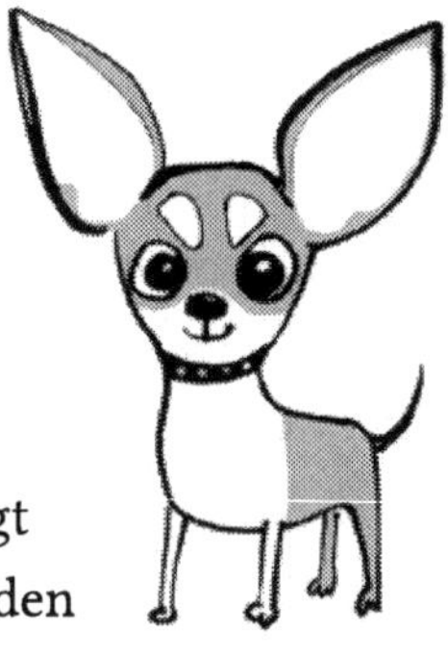

Der Chihuahua gilt als Modehund und ist aus dem heutigen Stadtbild kaum noch wegzudenken. Er ist verspielt und oft von freudigem Naturell. Dadurch bringt er sich und seinen Halter immer wieder in den Genuss gewisser Vorzüge. Bei der Wohnungssuche, die sich gerade im städtischen Bereich für Hundehalter oft als zäh erweist, wird zum Beispiel gern einmal ein Auge zugedrückt.

Die geringe Körpergröße und das niedrige Gewicht schlagen auch auf die monatlichen Kosten durch: Die Futtermenge ist gering, ein kleines Hundegeschirr kostet weniger als ein großes und Medikamente in geringer Dosierung sind preiswerter als hoch dosierte Arzneien.

Viele Menschen suchen in ihrem Chihuahua einen Ersatz. Der Hund soll einen Mangel kompensieren und wird zwecks dessen objektifiziert. Er wird zwangsbekuschelt und ist mehr Accessoire denn Hund. Einige dieser Hunde werden dadurch fordernd und aggressiv.

Auch Chihuahuas können beim Kauf bereits vorerkrankt sein oder die Veranlagung für spätere Krankheiten in sich tragen. Dazu gehört der fehlentwickelte Knochenbau, die krankhafte Beeinträchtigung der Sinnesorgane und eine Menge mehr.

Der Pudel

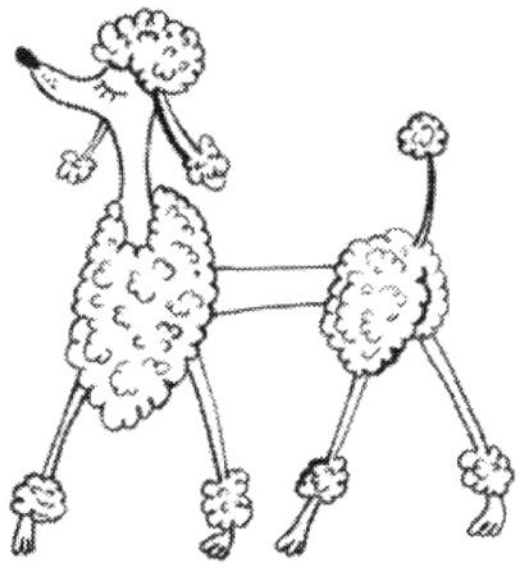

Der Pudel ist ein empathischer und gut gelaunter Hund, der die Nähe zu seinem Rudel sucht. Er ist begeisterungsfähig, vor allem wenn es um Apportier- und Dummyspiele geht.

Pudel sind robust und nervenstark. Sie sind ausdauernde Arbeitshunde und stellen ihr Können in unterschiedlichen Branchen unter Beweis (Rettungsdienst, Blindenführhund, ...).
Die Lockenpracht des Pudels ist häufig das ausschlaggebende Kaufargument für Allergiker, denn Pudel haaren kaum. Auch

Mischlingshunde, die auf den Pudel zurückzuführen sind (sogenannte Doodle-Hunderassen) lassen meist nur wenig Haar. Aufgrund der Tatsache, dass der Pudel kaum Haare verliert, darf er außerdem oft an Orte mitgenommen werden (Hotels, Restaurants, ...), an denen sonst ein Pauschalverbot besteht.

Der größte Vorteil des Pudels ist gleichzeitig eine Last. Das kontinuierliche Wachstum der Haare erfordert einiges an Pflege, damit es nicht verfilzt.

Pudel leiden schnell an entzündlichen Augen oder einer Patella Luxation. Pflege und Vorsorge können das Risiko mindern.

Die Englische Bulldogge

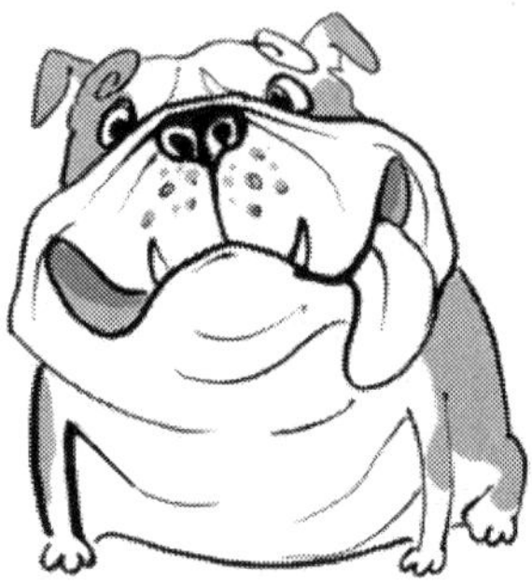

Die Englische Bulldogge ist ein charmanter kleiner Hund, der zu seinem Glück gezwungen werden will. Er befindet sich stets in der Schwebe zwischen Lethargie und Leidenschaft.

In seiner Gemächlichkeit nimmt er die meisten Umstände an, wie sie sind. Ob großes Anwesen auf dem Land oder komprimiertes Einzimmerapartment - eine bestimmte Wohnpräferenz hat er nicht.

Aufgrund von Ausprägungen der Brachycephalie kann die Englische Bulldogge mit körperlichen Beeinträchtigungen kämpfen, welche oft fälschlicherweise als Gemütlichkeit wahrgenommen werden. Der Hund braucht den Stimulus von außen, um seine Trägheit zu bezwingen. Deshalb sollte der Halter dazu in der Lage sein, liebevolle, aber nachdrückliche Überzeugungsarbeit zu leisten. Außerdem sollte er darauf achten, dass der Hund frei atmen kann und keine offensichtliche Gangstörung hat.

Der Dalmatiner

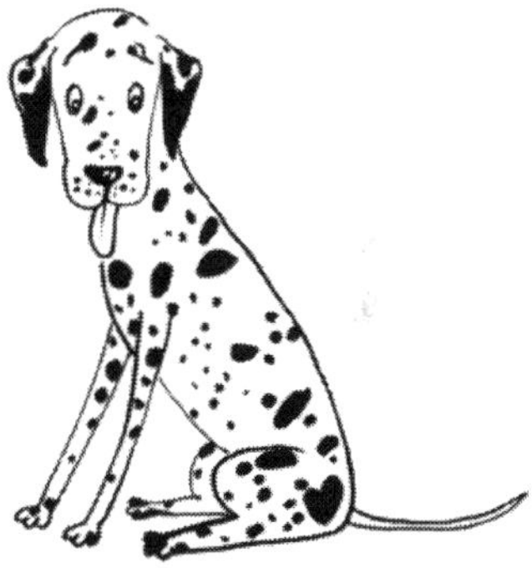

Dalmatiner sind vom Charakter eher ruhig. Sie arbeiten gern eng mit ihrem Halter zusammen und genießen den direkten Kontakt.

Im Training zeichnen sich schnell Erfolge ab, weil sie stets darauf bedacht sind, ihren Menschen zu gefallen.

Der starke Wunsch nach Zuwendung und Interaktion wird manchmal zum Problem. Dalmatiner sind sehr sensibel und reagieren auf temporäre Trennung mit Stress. Gerade weil sie so empfindsam sind, muss der Umgang mit ihnen behutsam sein. Strafen, Leistungsdruck und mentale Belastungen ähnlicher Art verursachen Verhaltensanomalien, die einem harmonischen Zusammenleben im Wege stehen.

Leider zählt der Dalmatiner zu den Rassen, bei denen es aufgrund von Überzüchtung zu Rasseerkrankungen wie Taubheit, einer Überproduktion an Harnsäure oder fehlentwickelten Gelenken kommen kann.

Der Dackel

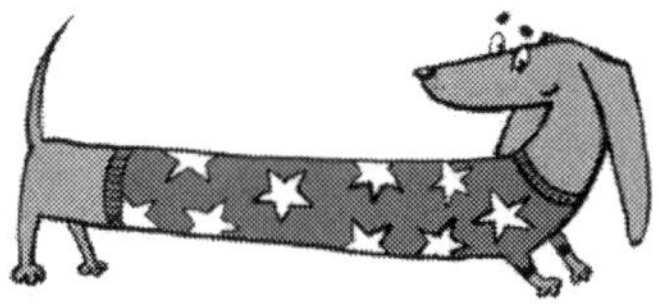

Der Dackel ist klug und charakterstark. Er ist ein tapferer Krieger, der sich und seine Liebsten schützt. Viele Jäger nehmen den Dackel noch heute mit zur Jagd.

Der Dackel ist aber auch lauffreudig und agil. Im Beisein einer aktiven Einzelperson fühlt er sich deshalb genauso wohl.

Der Jagdinstinkt des Dackels ist je nach Art (insbesondere Standard- und Rauhaardackel) sehr präsent. Im Jagdgeschehen ist er auf sich allein gestellt, entscheidet selbst und geht zu seinem Halter infolgedessen ein eher lockeres Bündnis ein. Wer dennoch einen Dackel halten will, muss sich darauf einstellen, dass die Erziehung etwas anspruchsvoller werden kann als bei einer bindungsstarken Rasse. Die Vergesellschaftung mit anderen Tieren kann problematisch sein. Und auch der Hundesport zählt nicht zu seinen Stärken, weil der lang gestreckte Rücken schnell Schaden nimmt.

Der Australian Shepherd

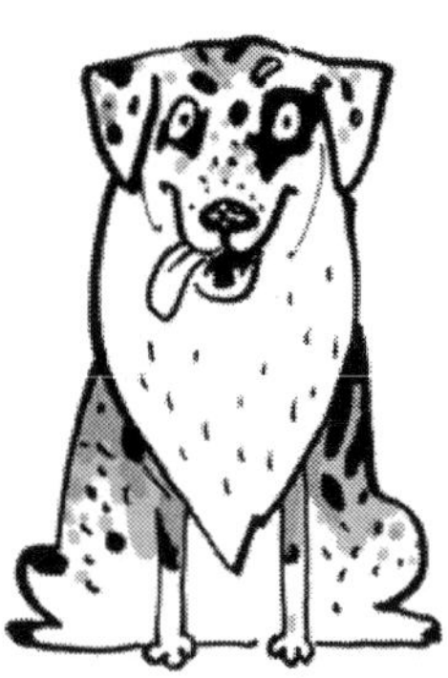

Der Australian Shepherd ist ein hochintelligenter Hund, der eigenständige Gedanken fasst und lösungsorientierte Entscheidungen trifft. Er ist ein leistungsstarkes Arbeitstier und unter anderem in Berufen wie dem Rettungsdienst zu Hause.

Auch die Eingliederung in eine Familie ist prinzipiell vorstellbar, wenn der Hund gut und früh sozialisiert worden ist. Einmal in die Familie integriert, verspürt er ein starkes Wir-Gefühl. Diese Sympathie für die Spezies Mensch verbleibt jedoch im familiären Raum. Außenstehenden gegenüber ist er eher reserviert.

Der scharfsinnige Hund erkennt die individuellen Schwächen seines Menschen und spielt sie strategisch gegen ihn aus, wenn er sich davon einen Vorteil verspricht.

Wer einen Australian Shepherd hält, muss ein Gespür dafür haben, wie viel Auslastung sein Hund verträgt und wann er eine Pause braucht. Viele dieser Hunde stehen unter Dauerstrom und finden ohne eine helfende Hand einfach nicht zur Ruhe.

Rassezucht, Privatabgabe oder Schutzorganisation?

Wer mit dem Gedanken spielt, einen Hund bei sich aufzunehmen, sieht sich früher oder später mit der Frage konfrontiert, wo er einen passenden Vierbeiner kaufen soll. Der Hundeneuling verliert sich schnell in einer Welt zwischen betrügerischen Absichten, selbstloser Rettungsaktion, dem privaten Graufeld und der hoch qualifizierten Zucht.

Hunde aus professioneller Zucht

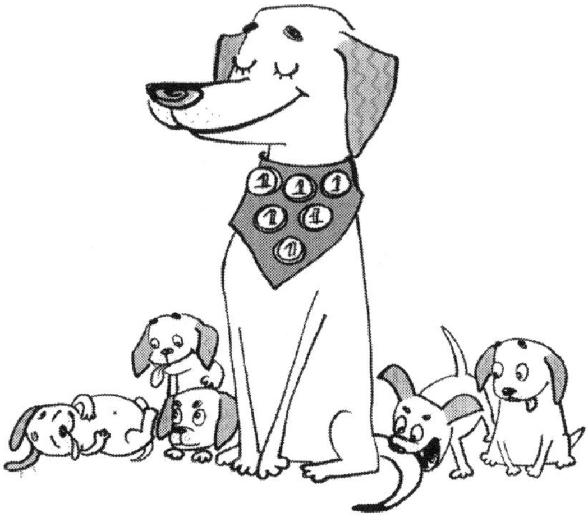

Vorteile:

1) Zuchthunde sind vor allem dann gewünscht, wenn ein ganz spezieller Rassewunsch besteht oder eine wirtschaftliche Intention damit verbunden wird.

2) Ein guter Züchter wird medizinische Vorsorge betreiben und die Elterntiere auf rassetypische Krankheiten (zum Beispiel ein Audiometrietest beim Dalmatiner oder die Ellenbogen und Hüftdysplasie beim Schäferhund) testen lassen, um das Übertragungsrisiko zu mindern. Auch die Nachkommen werden auf das Vorliegen der jeweiligen Rassekrankheiten überprüft.
Zusätzlich erhalten die Welpen einen Impfpass und Transponder, sie werden antiparasitär behandelt und altersentsprechend geimpft.

3) Gewissenhafte Züchter verpaaren nur Elterntiere miteinander, die sich vom Charakter dazu eignen. So soll vermieden werden, dass die Welpen die Veranlagung für bestimmte Verhaltensauffälligkeiten mitbringen und sich später zu Problemhunden entwickeln.

4) Ein guter Züchter beschäftigt sich intensiv mit dem Wurf. Das ist wichtig, damit er beurteilen kann, welcher Hund am besten zum Käufer passt. Zudem ist der Direktkontakt ein wesentlicher Schritt im Sozialisierungsprozess.

5) Vertrauliche Züchter können nicht einfach tun, wonach ihnen beliebt, sondern müssen bürokratische Anforderungen erfüllen:

Jeder Welpe erhält Papiere, die unter anderem Aufschluss darüber geben, woher er stammt, welche Gene er in sich trägt und welche körperlichen und charakterlichen Merkmale seine Vorfahren hatten. Abgesehen davon sind anerkannte Züchter gem. § 11 TSchG offiziell zugelassen und können auf Nachfrage einen entsprechenden Nachweis dazu erbringen.
Und auch die Menge an Parallelwürfen ist gesetzlich geregelt, damit es nicht zur Massenzucht kommt.

6) Viele Züchter stehen dem Käufer auch über den Kauf hinaus beratend zur Seite. Gerade in der Anfangszeit kann das sehr hilfreich sein. Die meisten Züchter leisten diesen Dienst kostenfrei. Andere schließen dafür einen kostenpflichtigen Servicevertrag.

Nachteile:

1) Der Preis eines reinrassigen Hundes beläuft sich schnell auf einen vierstelligen Betrag (je nach Rasse, Ursprung und etwaigen Zusatzleistungen).

Der Züchter investiert allerdings auch selbst. Kosten beim Veterinär, hochwertiges Futter, kostenpflichtige Mitgliedschaften in Vereinen und Teilnahme an Rasseshows, Werbung, das Installieren einer welpengerechten Unterbringung, steuerliche Abzüge und Weiteres summieren sich.

2) Unseriöse Händler sind von Laien oftmals nicht als solche zu erkennen. Alles, was sie tun, ist monetär bedingt, persönliches Interesse am Nachwuchs besteht nicht. Die Tiere sind oft ungepflegt und haben kaum Kontakt zur Außenwelt.

Hunde aus dem Tierschutz

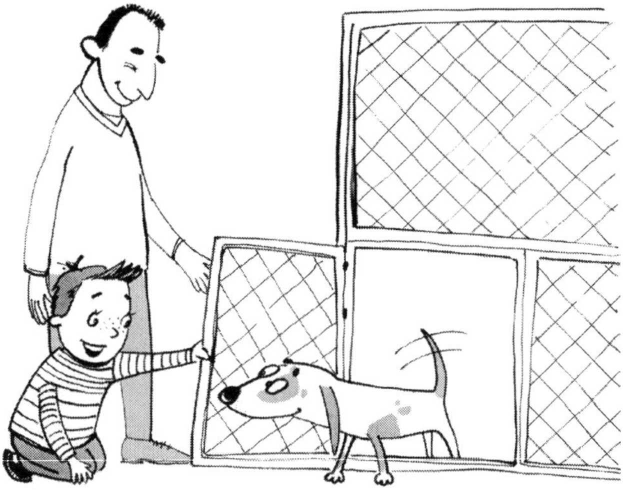

Vorteile:

1) Viele Hundeliebhaber verbinden mit dem Kauf einen moralischen Aspekt. Sie wenden sich an das örtliche Tierheim (oder an eine Tierschutzorganisation, die ihre Tiere aus dem Ausland bezieht) und lassen sich von der dortigen Vielfalt inspirieren. Meistens muss man dafür nicht einmal weit fahren, weil fast jede größere Stadt eine Auffangstation für Hunde hat.

2) Ziel dieser Einrichtungen ist es, die Tiere langfristig zu vermitteln. Deshalb gehen sie mit Problemen offen um. Der Halter weiß dadurch bereits vorab, welche Konflikte möglich sind.

3) Hund und Halter sollen nur zueinanderfinden, wenn es wirklich passt. Deshalb gibt es meist die Möglichkeit, den Hund auf Probe mitzunehmen.

4) Die Kosten bewegen sich in einem überschaubaren Rahmen von durchschnittlich 100 bis 300 Euro. Der Kaufpreis deckt lediglich einen Bruchteil der Gesamtkosten, die dem Tierheim für Unterbringung, Betreuung, medizinische Versorgung und textiles Material entstanden sind.

Nachteile:

1) Viele Hunde werden abgegeben, weil sie Eigenschaften haben, die problematisch sind.
Einige Auffälligkeiten ergeben sich auch aus dem Aufenthalt im Tierheim selbst. Das beengte, oft eintönige Leben weckt in manch einem Hund einen unstillbaren Drang nach Bewegung. Dementsprechend dürftig kann die Leinenführigkeit ausfallen.

2) Hunde aus dem Tierheim haben die schmerzliche Erfahrung gemacht, ihr Zuhause zu verlieren. Damit das nicht noch mal geschieht, legen die Mitarbeiter anhand einiger Kriterien fest, wer als Käufer überhaupt infrage kommt. Um ganz sicher zu sein, nehmen sie auch Hausbesuche vor.

Hunde aus dem Privatverkauf

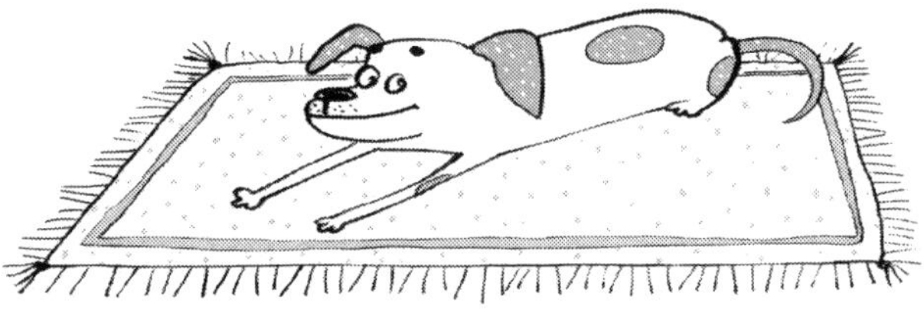

Vorteile:

1) Wer sich für einen Hund aus privater Haltung entscheidet, kann unter einer Vielzahl reinrassiger Hunde und Mischlingsvarianten wählen. Auch die Zahl der Verkäufer ist immens. Lange Fahrtwege und Wartezeiten bleiben dadurch aus.

2) Die Preise bewegen sich im Zwischenfeld von Schutzgebühr und Zuchtpreis.

Nachteile:

1) Dem Kauf von einer Privatperson liegt häufig ein Vorfall zugrunde, der sich nicht hat planen lassen. Ein Trauerfall in der Familie, eine

Hundehaarallergie, ein ungewollter Wurf oder ein Erziehungsdefizit. Der Abgabegrund ist immer ein wichtiges Indiz für künftige Probleme.

2) Der Verkäufer ist nicht vom Fach. Hunde aus privater Hand werden nicht speziell geschult. Die planmäßige Auseinandersetzung mit der Außenwelt fehlt. Auch der Gang zum Tierarzt steht meist noch aus und über die genaue Herkunft lässt sich oft nur spekulieren.

3) Private Kreise sind immer wieder Schauplatz krimineller Machenschaften. Der illegale Welpenhandel boomt. Welpen aus dem europäischen Umland werden günstig unters Volk gebracht, oft völlig unbemerkt. Viele der Tiere versterben jung.

Wie ernähre ich meinen Hund?

Die halterischen Begleitaspekte des Hundes orientieren sich spiegelbildlich an den innergesellschaftlichen Vorgängen und entwickeln sich dementsprechend mit. Deshalb wundert es nicht, dass sich diverse Ernährungstrends (wie vegetarisch/vegan, Rohkost und etliche mehr) auch in der Tierwelt wiederfinden.

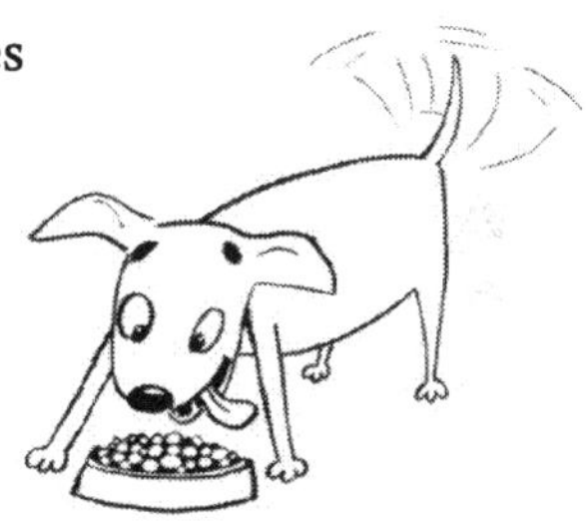

Das Futter beeinflusst das Wachstum des Hundes. Es legt den Grundstock seiner körperlichen Verfassung und Leistungsqualität. Deshalb ist unabhängig von der gewählten Ernährungsform,wichtig, dass die Nahrung alle Mikro- und Makronährstoffe enthält, die der Hund braucht und dass auf seine Geschmackspräferenz eingegangen wird.

Der Bedarf einzelner Inhaltsstoffe unterliegt einer Vielzahl einflussgebender Faktoren:

Das Alter:

Futter für Welpen und Junghunde enthält einen erhöhten Protein- und Kalziumanteil, der sie im Wachstumsprozess bedarfsgerecht unterstützt. Einige Futtermittel sind darüber hinaus mit der Fettsäure DHA versehen. Diese ist maßgeblich an der Funktionalität des Gehirns beteiligt und damit Grundlage für die Lernfähigkeit des Tieres. Außerdem ist die Bekömmlichkeit von Jungtierfutter sehr hoch, weil sich das Verdauungssystem noch im Aufbau befindet und schnell in seinen Abläufen irritiert werden kann.

Wie lange genau die Fütterung mit Welpenfutter ratsam ist, hängt von der Hunderasse ab. Kleine Rassen werden eher entwöhnt als große.
Eine abrupte Futterumstellung (auf einen anderen Hersteller oder auf Junghund/Erwachsenenfutter) empfiehlt sich nicht, weil das ungeübte Verdauungssystem auf eine plötzliche Umstellung empfindlich reagieren kann. Besser ist der schrittweise Tausch. Dazu werden beide Futtermittel miteinander vermischt, wobei der Anteil des Ursprungsfutters von Tag zu Tag gemindert wird.

Die Gesundheit:

Einige Nahrungsmittel orientieren sich am Gesundheitszustand des Hundes: Futter für Diabetiker-Hunde enthält zum Beispiel kaum Kohlenhydrate und unterstützt den Hund in seiner Nierenfunktion, Hundefutter für Tiere mit Zahnproblematik ist extra soft.

Die Rasse:

Viele Hersteller setzen mit ihrer Nahrung aber auch einen Rasseschwerpunkt oder richten sich explizit an eine bestimmte Zielgruppe außerhalb der Norm. So gibt es zum Beispiel Spezialfutter für große Hunde, deren Bestandteile so zusammengestellt sind, dass sie den Knochenbau stärken oder Futter für Arbeitstiere mir extra Energie.

Die genaue Zusammensetzung der einzelnen Inhaltsstoffe variiert also in Abhängigkeit zum Individualbedarf. Trotzdem gibt es gemeinsame Indikatoren, die in jedem Futter enthalten sind.

Die wichtigsten Nährstoffe und ihre Funktion im Überblick:

Proteine:

Qualitativ hochwertiges Futter zeichnet sich unter anderem durch den Fleisch – bzw. Fischanteil aus, weil über diesen ein wesentlicher Teil der Proteine generiert wird. Proteine sind für den Hund lebensnotwendig. Gute Proteine sind an ihrer präzäkalen Verdaulichkeit (alles, was nicht über den Kot verloren geht) zu erkennen und sollten entsprechend ausgewiesen sein.

Obst und Gemüse:

Obst ist ein wichtiger Vitaminlieferant. Ballaststoffreiches sowie pektinhaltiges Gemüse erhält zudem die Darmgesundheit des Tieres.

Fette

Fette versorgen den Hund mit Energie und hemmen entzündliche Prozesse (primär Omega-3-Fettsäuren, wie sie zum Beispiel in Fischöl enthalten sind).
Essenzielle Fettsäuren kann der Körper nicht selbst herstellen und muss sie deshalb über die Nahrung beziehen.

Kohlenhydrate

Kohlenhydrate liefern Energie. Sie sind für den Hund aber nicht lebenswichtig. Allerdings stehen Kohlenhydrate in engem Zusammenhang mit der Serotoninbildung, welche einen positiven Effekt auf die Stimmungslage des Hundes hat. Zudem sind Kohlenhydrate eine wichtige Glukosequelle. Glukose wird kontinuierlich gebraucht, damit die Gehirntätigkeit uneingeschränkt funktionieren kann. Bei einer Unterversorgung reagiert der Hund unbeherrschter als sonst, weil ihm die Energie dazu fehlt, seine Impulse zu kontrollieren.

Der Energiebedarf ist immer individuell. Körpermaße, Gewicht und Alter, das tägliche Leistungsniveau, die Außentemperatur und der empfundene Stress wirken sich auf die Größe der benötigten Futterration aus. Hunde, die mehr fressen als sie eigentlich brauchen oder deren Futter hochkalorisch ist, obgleich die körperliche Betätigung fehlt, wachsen zu schnell und werden dick.

Die Herstellerangaben eignen sich zur Berechnung der idealen Futtermenge jedoch nur bedingt. Besser ist die Rücksprache mit dem Tierarzt. Dieser kann das Wachstum des Hundes skizzieren und anhand der erstellten Wachstumskurve erkennen, ob und wann die Energiezufuhr gedrosselt werden muss.

Reinheit:

Gutes Futter ist immer frei von künstlichen Aromen sowie Farb- und Geschmacksverstärkern. Auch Abfallprodukte und Konservierungsstoffe gehören nicht hinein.

Altersbedingte Impulsivität – Welpe

Impulskontrollstörungen können Ausdruck einer behandlungsbedürftigen Abweichung oder einer temporären Verhaltensproblematik sein. Letztere gehört zu einem Hundeleben dazu und tritt meist in Kombination mit physiologischen Veränderungen auf.

Neben dem Überschuss an Energie, der bei Welpen generell beobachtet werden kann, gibt es entwicklungsbedingte Problemphasen zwischen dem 3. und 4. sowie zwischen dem 6. und 12. Lebensmonat, in welchem es gehäuft zu Störverhalten kommen kann. Bis zu einem gewissen Grad sind impulsive Verhaltensausbrüche also ganz normal.

Der Hund wächst, die Gehirnstrukturen verändern sich und der Hormonhaushalt ist nicht mehr so ausbalanciert, wie er einmal war. Zusätzlich entdeckt er sein Interesse an der Jagd, potenzielle Sexualpartner werden interessant und das Verlangen, sein Territorium zu schützen, wächst. Das Gesamtgefüge dieser essenziellen Lebensinhalte verschiebt sich dabei nicht linear, sondern schubweise. Der Hund muss die Entwicklung erst einmal einordnen und sich neu dazu positionieren. Bis das allerdings geschehen ist, vergehen viele Wochen. In der Übergangsphase vom Welpen zum vollwertigen Mitglied im Sozialverbund gerät der Hund immer wieder an seine Grenzen und äußert das zum Beispiel durch Nervosität, Angst, Konzentrationsschwäche, Aggression oder auch Stimmungsschwankungen.

Für Hund und Halter beginnt nun eine nervenaufreibende Zeit. Der Hund kann sich momentan nicht selbst vertrauen, weil alles aus den Fugen gerät. Umso wichtiger ist das Vertrauen in seinen menschlichen Freund. Dieser muss seinem Hund während dessen Neuausrichtung souverän zur Seite stehen. Er muss verlässlich und geduldig sein und eine klare Linie fahren.

Altersbedingte Impulsivität – Senior

Verhaltensänderungen gehören also zum Entwicklungsprozess junger Hunde dazu. Doch auch alte Hunde können davon betroffen sein. Die physischen Veränderungen, die mit dem Altern verbunden sind, beschneiden die bisherigen Lebensgewohnheiten teilweise ganz enorm.

Zu den typischen Alterserscheinungen zählt das vermehrte Ruhebedürfnis und das Nachlassen der körperlichen Leistungskraft sowie Einschränkungen im Erinnerungsvermögen oder die geschwächte Sinnesfunktion.

Viele Hunde nehmen das neue Körpergefühl gut an, weil es sich über den Zeitraum vieler Monate allmählich ergibt. Andere Hunde fühlen sich damit nicht wohl, sie sind unsicher und ziehen sich zurück.
Wenn der Hundehalter merkt, dass sein Schützling altersbedingte Eigenarten zeigt, sollte er ihm die Unterstützung bieten, die er von nun an braucht. Das kann in Form von Abgrenzung geschehen, damit er durch Außenstehende nicht in Bedrängnis gerät oder bei der

Bewältigung bedrohlicher Erlebnisse, in denen sich der Hund nicht mehr selbst zu helfen vermag.

Herausforderung ängstlicher Hund

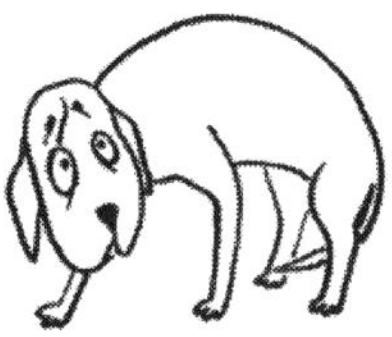

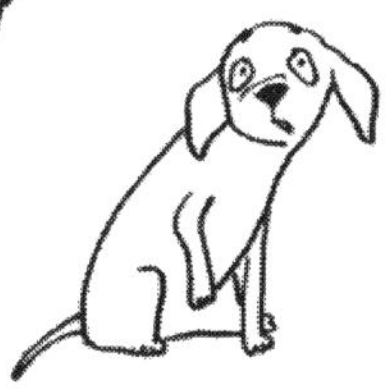

Die Vorgeschichte erwachsener und geretteter Hunde aus dem Tierschutz ist oft nur lückenhaft bekannt. Einige dieser Tiere sind schwer traumatisiert. Aber auch Hunde, die behütet aufgewachsen sind, können bei entsprechendem Gemüt angstbehaftet sein. Der Umgang mit einem ängstlichen Hund erfordert im Alltag besonderes Feingefühl, denn selbst kleinste Veränderungen werden zum Problem.

Hunde äußern Angst auf unterschiedliche Weise. Der eine Hund beschwichtigt, der andere schnappt oder knurrt. So unterschiedlich das Signal, so eindeutig die Nachricht – mir wird gerade alles zu viel! Dieses Verhalten legt sich normalerweise von selbst, wenn der Hund sich mit der neuen Situation arrangieren und die Lage besser einschätzen kann. Wichtig ist, dass das "Stopp" des Hundes Beachtung findet und er sich zurückziehen darf.

Der Umgang mit einem ängstlichen Hund erfordert im Grunde nichts anderes, als die Erziehung allgemein – Geduld, Verständnis und Liebe – nur etwas mehr von alledem.

Doch gerade in der Anfangszeit drängt sich die emotionale Vorfreude des Halters so manches Mal vor die Bedürfnisse des Hundes. Der Mensch ist ganz entzückt vom Neuzugang und möchte am liebsten alles sofort. Er ist schockverliebt und wünscht sich den körperlichen Kontakt. Er möchte Freunde und Familie in das Kennenlernen einbeziehen und alsbald mit dem Hund trainieren.

Doch das hat Zeit. Der Hund gibt das Tempo vor.

In der ersten Zeit erfasst er die Situation visuell. Er sieht seinem Menschen dabei zu, was er tut und entdeckt das neue Heim. Zusätzliche Übungen oder die Konfrontation mit Reizen darüber hinaus können die Umgewöhnung erschweren. Sobald die optischen Reize verarbeitet sind, stehen wieder Kapazitäten bereit und das Aufeinanderzugehen läuft harmonischer ab, als wenn es auf Krampf geschieht. Ein ängstlicher Hund wird aber auch über die Einfindungsphase hinaus immer wieder Schwierigkeiten damit haben, angemessen auf Umweltreize zu reagieren.

Spaziergänge verlangen ängstlichen Hunden einiges ab. Gerade in Zonen von dichter Population gibt es nur wenig Permanenz. Auf einmal ist dort eine Baustelle, wo gestern noch keine war. Nicht nur Fußgänger kreuzen den Weg, sondern auch E-Scooter, Radfahrer, Kinderwagen und vieles mehr. Sie alle verströmen ihren eigenen Geruch, verursachen Geräusche, bewegen sich in unterschiedlichem Tempo und sehen anders aus.
Schreckhafte Hunde reagieren häufig unbeherrscht, sie laufen panisch weg und sind in ihrer Angst verloren.
Ihr Kontrollverlust verunsichert sie dabei selbst so sehr, sodass sich die Negativemotionen noch intensivieren.

Wenn der Hund einem Objekt begegnet, das ihn ängstigt, sollte er möglichst frei darin sein, wie weit er sich nähern will. Sofern es die Situation erlaubt, sollte er sich distanzieren können und seine Bewegungen frei wählen. Körperlicher Zwang verstärkt die Panik nämlich noch und ist kontraproduktiv. Stattdessen braucht der Hund den Rückhalt seiner Bezugsperson. Sie sollte ihm Schutz bieten, wenn er danach verlangt.
Der Mensch kann aber auch als Vorbild fungieren und den Hund davon überzeugen, dass er keine Angst haben muss. Bei einer starken Bindung vertraut der Hund darauf, dass der Mensch die richtige Entscheidung trifft. Wenn dieser an dem Gegenstand vorbeigeht, ohne dass etwas geschieht, steigt die Bereitschaft beim Hund, es ebenfalls zu probieren. Dieser Versuch muss nicht sofort geschehen, er kann sich auch auf einen späteren Zeitpunkt verschieben und kleinschrittig sein. Eben so, wie es dem Hund möglich ist.

Um die Eindrücke zu Hause verarbeiten zu können, braucht der Hund einen eigenen Rückzugsort. Dieser Ort gehört ihm ganz allein und liegt möglichst zu mehreren Seiten geschützt. Trotzdem sollte der Liegeplatz nicht derart abgeschieden sein, dass der Hund das Gefühl von Abgeschlossenheit erlebt.

Kompensatorische Beschäftigung

Wie in allen anderen Fragen auch, gibt es keine Pauschalantwort auf die Frage, wie das richtige Maß an Beschäftigung ausfallen muss und welche Aktivität die richtige ist.
Am Ende ist es das Zusammenspiel verschiedener Faktoren (Alter, Rasse, Statur, gesundheitliches Wohlbefinden, Persönlichkeit, ...), das einen individuellen Schwerpunkt setzt und sich im Laufe des Lebens immer wieder verändern kann.

Seinen Hund zu beschäftigen bedeutet aber nicht zwangsläufig, dass der Hund einem streng geregelten Programm folgen muss und mehrere Hundesportarten beherrschen soll. Beschäftigung heißt vor allem, Freiraum lassen für artgerechte Aktivitäten wie buddeln, schnüffeln, toben. Vieles davon kann während der Gassirunde geschehen. Ideal ist es, wenn der Hund seine Ressourcen nicht nur einseitig nutzt. Die Kombination von körperlichen und kognitiven Aufgaben wäre optimal (z. B. Verknüpfung von Spaziergang und Suchspiel).
Allerdings kann es sinnvoll sein, die körperliche Komponente im Umgang mit einem impulsiven Hund zu beschneiden. Er ist ohnehin schon dauerstimuliert und bedarf eher nach Beschäftigung, mit deren Hilfe sich die Anspannung löst (z. B. Ruherituale oder Kauknochen).

Insomnisches Problemverhalten

Viele Hundehalter setzen alles daran, die Impulskontrollstörung ihres Hundes zu verstehen. Der Aufwand ist immens. Sie bitten den Tierarzt um Rat, passen die Ernährung an und holen sich Erziehungstipps. Dabei ist der Hund vielleicht gar nicht gestört oder krank, sondern schläft nur nicht genug.

Häufig unterschätzt der Mensch das Ruhebedürfnis seines Hundes. Der Hund hat nämlich einen ganz anderen Schlaf- und Wachrhythmus als er selbst. Welpen und Junghunde sind nur zwei bis fünf Stunden pro Tag richtig wach. Bei adulten Tieren ist es etwas mehr, in Abhängigkeit zum Alter, der Gesundheit und der körperlichen Aktivität.

Ein Hund, der unter Schlafmangel leidet, kommt aus unterschiedlichen Gründen nicht zur Ruhe.
Manchmal ist die Ursache ganz banal. Laute Geräusche, grelles Licht und hektisches Treiben fordert seine Aufmerksamkeit und verhindert, dass er sich entspannen kann. Manchmal ist es auch die Angst vor dem Kontrollverlust.
Ein anderes Mal ist es das Versäumnis des Halters, seinen Hund ans Pausieren zu gewöhnen. Er ist immer auf Zack und ruht nur auf Zwang, wenn überhaupt.

Vielen Hunden merkt man das Schlafdefizit gar nicht an. Sie wirken über weite Teile des Tages entspannt und ruhen augenscheinlich lang genug. Wichtig ist aber nicht nur die Dauer des vermeintlichen Schlafs, sondern das Erreichen der Tiefschlafphase, weil in dieser ein Großteil der Regenerationsarbeit geleistet wird.
Hunde, die nicht ausreichend schlafen oder die Schlafzyklen nicht vollständig durchlaufen, verändern sich körperlich und mental. Sie befinden sich im Regenerationsdefizit. Ihr Kräftedepot ist tiefenentleert. Viele von ihnen sind überreizt, stehen unter Dauerstrom und reagieren bisweilen aggressiv. Andere verhalten sich konträr. Sie wirken ausgelaugt und unkonzentriert, das körperliche Limit ist schnell erreicht.

Chronischer Schlafmangel schwächt das Immunsystem. Der Hund wird schneller krank und der Hormonhaushalt gerät ins

Ungleichgewicht. Das wiederum kann den Hund im Wachstum stören und den Stressabbau blockieren.

Zusätzlich wird das glymatische System gehemmt. Dieses bereinigt den interstitiellen Raum innerhalb des Gehirns von Abfallprodukten und trägt damit zur Entgiftung bei.
Ist der Schlaf von minderer Qualität, arbeitet das Gehirn außerdem nur noch rudimentär. Der Zugang zu wesentlichen Informationen bleibt dem Hund verwehrt. Schlaf ist für ein gesundes Hundeleben also essenziell. Der Halter kann seinen Hund dabei unterstützen, indem er ihm einen Schlafplatz zur Verfügung stellt. Die Vorlieben bezüglich des Untergrunds und der Raumtemperatur können ganz unterschiedlich sein, sind aber entscheidend für die Standortwahl. Das Flächenmaß sollte so bemessen sein, dass der Hund seine Liegeposition frei wählen kann und auch im Stand kontaktfrei bleibt.

Es ist wichtig, dass die Präferenzen des Hundes mitbestimmen, wo sein Schlafplatz ist und welche Elemente darin verarbeitet werden. Viele Hunde bevorzugen einen abgeschiedenen Platz, der blick- und zugriffssicher ist. Gerade reizoffene Hunde können so besser entspannen, weil sie damit der Flut äußerer Eindrücke entgehen.

Die Bindung zwischen Mensch und Hund

Die Bindung zwischen Mensch und Hund ist das Fundament, das über die Qualität des Zusammenlebens bestimmt. Sie legt fest, wie erfolgreich das Training verläuft und welche Verhaltensweisen der Hund vordergründig zeigt.
Naturgemäß hat der Hund eine besonders starke Bindung zum Muttertier. Er unterhält aber auch andere Bindungen zu dem restlichen

Teil des Rudels. Das ist wichtig, falls das Gefüge auseinanderbricht und der Hauptbezug auf einmal fehlt. Der Hund stellt also sicher, dass er seine Wünsche jederzeit durch die Inanspruchnahme eines Dritten erfüllen kann. Gäbe es ein solches Back-up-System nicht, könnte der Hund beim Verlust seines einzigen Bindungspartners in einen emotionalen Notzustand geraten und mit Störverhalten darauf reagieren.

Obwohl der Hund die Erfüllung seiner Bedürfnisse also über das gesamte Rudel generiert, gibt es einen primären Sozialpartner – seinen Menschen. Dieser umsorgt den Hund nicht nur in den grundlegenden Dingen (Futter, Wasser, Dach über dem Kopf), sondern schafft einen geschützten Raum. Er bereitet seinen Hund auf den Umgang mit Gefahren vor und greift helfend ein, wenn dieser nicht selbst zu einer Lösung kommt. Der Mensch übernimmt die Führung, indem er auf Grundlage der beiderseitigen Interessen Entscheidungen trifft. Je häufiger der Hund die Erfahrung macht, dass diese Entscheidungen gut für ihn sind (weil sie zur Problembewältigung beitragen, weil sie ihn sichern, fördern und versorgen), desto stärker wird das Vertrauen, das er zu seinem Halter hat.

Klare Ansagen sind dafür ganz essenziell. Der Halter gibt dadurch vor, wie sich der Hund verhalten darf. Kommt er seiner Verantwortung nicht nach, kann es sein, dass der Hund dessen Rolle übernimmt. Er sorgt dann für sich selbst, grenzt sich nach außen ab (durch bellen, knurren, beißen) und stellt eigene Regeln auf. Ziel ist es, Kontrolle über das Leben zu gewinnen, damit er den Gefahrenfall gut übersteht. Weil dieses Schutzverhalten den gesellschaftlichen Gepflogenheiten widerspricht, kommt es jedoch schnell zum Zwist.
Nachlässigkeit und Inkonsequenz in der Erziehung behindern den Bindungsaufbau enorm. Viele Hunde zeigen sich von dem Wankelmut ihres Halters verunsichert. Sie können nicht vertrauen, weil ihr

Mensch keine klare Position bezieht.
Noch schlimmer als die gelegentliche Ambivalenz ist der Verzicht auf Struktur ganz allgemein. Bei diesem Beziehungsmodell sucht der Hund nur noch selten Kontakt. Er findet in seinem Menschen keinerlei Halt und meidet das interaktive Geschehen.

Der richtige Umgang mit dem Hund

Hunde können nur lernen, wie sie sich in der Menschenwelt zu verhalten haben, wenn sie ein Teil davon sind. Die isolierte Haltung in einem Zwinger oder Gartenabteil, fern von sozialer Struktur, verhindert, dass der Hund Anschluss finden kann. Die Reaktion darauf kann sehr unterschiedlich sein. Von Frust und Zerstörungswut über Stereotypien bis zur Depression. Auch der Bezug zum Halter ist dann nicht besonders stark, sodass es immer wieder vorkommen kann, dass der Hund das Ruder übernimmt und impulsiv nach vorne prescht.

Doch die Integration ist nicht Prävention genug. Wichtig ist auch die Art und Weise, auf die die Integration geschieht. Wächst der Hund im Familiengefüge auf, ist es wichtig, dass alle Mitglieder den Wirkungskreis ihres Tuns realisieren. Sie prägen die Persönlichkeit des Hundes maßgeblich mit. Die Sensibilisierung für die Bedürfnisse des Hundes schließt auch die Kinder mit ein. Sie müssen lernen, welche Regeln zu beachten sind und welches Erziehungsmodell von nun an Geltung hat.

Eine dieser neuen Umgangsregeln betrifft den direkten Körperkontakt. Die falsche Herangehensweise löst beim Hund Abwehrverhalten aus (Bellen, Knurren, Beißen), weil er sie als Drohung versteht. Viele Hunde mögen zum Beispiel keine Berührungen am Kopf oder Streicheleinheiten in unterlegener Position.

Der Hund gibt selbst zu verstehen, was ihm gefällt und was nicht. Duckt er sich weg oder entzieht sich dem Kontakt, kommuniziert er ein ganz klares Berührungsverbot.

Das erste Training mit dem Hund

Das Welpentraining beginnt sofort, ganz nebenbei. Mit dem Umzug ins neue Heim setzt sich der Hund zwangsläufig mit Umweltreizen auseinander, die neu für ihn sind. Lernen ist viel mehr als das bloße Beherrschen der Grundkommandos. Lernen heißt beobachten, Erfahrungen sammeln, Dinge zueinander in Beziehung setzen und das eigene Verhalten so gestalten, dass es kongruent zu den Anforderungen der Umgebung ist.
Trotzdem sollte auch ein Teil des methodischen Lernens in den Alltag eingeflochten werden, denn nur wenn der Hund die grundlegenden Kommandos beherrscht, lässt er sich sicher im Alltag führen. "Aus", "Sitz" und "Komm" erleichtern das Zusammenleben ungemein, aber auch die Leinenführigkeit und das Warten auf Befehl sind fundamental.

Welpen lernen rund um die Uhr, indem sie sich mit der Umgebung auseinandersetzen und auf Entdeckungsreise gehen. Der Grundgehorsam stellt sich jedoch nicht von selber ein.
Um den Welpen langsam an das Training heranzuführen, sollten die einzelnen Lerneinheiten von kurzer Dauer sein. Die Aufnahmefähigkeit eines Welpen ist innerhalb weniger Minuten erreicht. Er kommuniziert das Limit seiner Leistungskapazität sehr genau, indem er sich räumlich distanziert, sich anderen Dingen widmet oder schlafen legt. Spätestens dann sollte das Training zu einem positiven Abschluss kommen. Im Laufe des Tages können sich die Übungseinheiten wiederholen. Einen Idealwert, bezüglich Anzahl und Dauer vom

Lernprogramm und den dazwischenliegenden Pausen gibt es nicht.

Das vorbeugende Training ist insbesondere dann zu empfehlen, wenn die Prognose spätere Verhaltensstörungen vermuten lässt, etwa weil der Hund ein Trauma zu verwinden hat. Versäumnisse in der Präventionsarbeit begünstigen die Bildung schädlicher Strukturen im Gehirn, die dazu führen, dass adäquate Verhaltensweisen zu einem späteren Zeitpunkt nur noch schwer zu erlernen sind.

Die eigene Fehlertoleranz als erzieherischer Begleitaspekt

Ob man in seinem Vorhaben gescheitert ist oder nicht, ist oft nur eine Frage der eigenen Sicht.

Die eigene Fehlbarkeit zeigt auf, an welchem Punkt noch Handlungsbedarf besteht und fördert das Wachstum der eigenen Person.
Wer sich selbst erlaubt, nicht perfekt zu sein, kann gelassener auf Misserfolge reagieren. Und wer offen zu seinen Fehlern steht und dafür arbeitet, dass sie sich nicht wiederholen, wird nicht nur besser in dem, was er tut, sondern stärkt sein eigenes Selbstvertrauen. Er hat nämlich die wertvolle Erfahrung gemacht, ein Problem überwinden zu können. Das ist ein ganz entscheidender Punkt, sowohl für den Halter als auch für dessen Hund.

Die Fehlerkorrektur muss auch nicht allein geschehen. Hundetrainer, der örtliche Veterinär oder ein erfahrener Ansprechpartner aus dem Bekanntenkreis können hilfreich sein, wenn man im Training keine Fortschritte mehr erzielt.
Egal wie, ob fachlich angeleitet oder auf eigene Faust – der Hund

profitiert. Denn je weniger Stress sein Mensch empfindet, desto weniger davon spürt auch er selbst.

Artgerechtes Strafen – ja oder nein?

Wenn es ums Strafen geht, zeichnet unser Kopf Bilder von Brutalität und Schmerz. Dabei beginnen Strafen weit früher. Ein böser Blick und harscher Ton, Ignoranz oder der Freiheitsentzug gehören schon dazu. Die Steigerung davon, also der Einbezug von physischer Kraft (Griff ins Nackenfell, erzwungene Rückenlage) löst immer wieder Diskussionen aus. Spätestens beim körperlichen Schmerz oder Nahrungsentzug hört die Debatte jedoch auf, denn dort beginnt der strafrechtliche geschützte Grenzbereich, der in keinem Falle überschritten werden darf.

Wer seinen Hund bestraft, muss dabei also sachte sein. Gleichzeitig hält ein milder Misserfolg den Hund nicht unbedingt von seinem Vorhaben ab, denn es gilt: Je stärker die Motivation des Hundes, an seiner Handlung festzuhalten, desto härter die Sanktion. Der Halter kann aber nicht beurteilen, welches Strafmaß richtig ist. Sensible Hunde reagieren bereits auf den angespannten Ton, wohingegen sich ein echter Draufgänger auch bei körperlichem Schmerz noch unbeeindruckt zeigt.

Strafen müssen nach bestimmten Prinzipien erfolgen, wenn sie Wirkung zeigen sollen.
Der wichtigste Punkt ist das Abpassen des richtigen Augenblicks. Damit der Hund verstehen kann, dass sein Verhalten und die Strafe im Zusammenhang zueinanderstehen, muss beides nahezu parallel geschehen. Sobald der Hund das Fehlverhalten zeigt, wird er bestraft.

Bei einer zeitlichen Verzögerung ist für den Hund nicht mehr nachvollziehbar, worauf sich die Strafe bezieht. Für ihn kommt der cholerische Ausbruch seines Halters wie aus heiterem Himmel, er lernt dadurch nur, dass sein Mensch emotional instabil und damit kein verlässlicher Bezugspunkt ist.

Strafen zur richtigen Zeit heißt aber auch, strafen beim ersten und jedem weiteren Mal, in dem der Hund das Störverhalten zeigt. Der Halter muss also permanent auf das Strafen vorbereitet sein. Verpasst er nämlich den ersten oder einen Folgeversuch, lernt der Hund, dass sein Verhalten in Abwesenheit des Halters erfolgreich ist. Ein generelles Handlungsverbot ist das aus Sicht des Hundes aber nicht.

Unabhängig von moralischen Bedenken bezüglich des Strafens generell, ist es in Teilen ein Zufallsprodukt, ob die Strafe den gewünschten Effekt erzielt oder nicht.
Schlägt sie fehl, kann sie das Band zwischen Mensch und Hund dauerhaft zerstören.
Darüber hinaus zeigt sie keinen langfristigen Erfolg, wenn sie fest verwurzelte Triebe, wie den Jagdinstinkt, auslöschen soll.
Und auch wenn sich der Welpe bewusst schlecht benimmt, um die Aufmerksamkeit seines Menschen zu gewinnen, sind Strafen eher kontraproduktiv.

Strafen können die Vertrauensbasis zwischen Mensch und Hund also nachhaltig zerstören. Warum diesen Weg gehen, wenn es auch anders geht? Schließlich lernen Hunde auch durch das Belohnungssystem und, wie die Statistik zeigt, sogar sehr effektiv!

Negativerlebnisse als Auslöser der Verhaltensproblematik

Negative Erfahrungen prägen den Hund und rufen Ängste hervor. Vor allem dann, wenn sie früh passieren und es noch keine Alternativerfahrung gibt, die das Erlebte relativiert.
Dabei ist es die Urintention jeder Person, die sich dafür entscheidet, einen Hund bei sich aufzunehmen, diesem Schutz zu gewähren. Doch weichen die Vorstellungen davon, was ein schutzwürdiges Erlebnis ist, oft weit voneinander ab. Sofern man die Vergangenheit des Hundes nicht kennt, lässt sich nur erahnen, ob das, was man tut, von ihm als gut oder schlecht empfunden wird. Mit Bestimmtheit sagen lässt es sich aber nicht.

Eine Überforderungssituation kann solch ein Negativerlebnis sein. Gerade der Umzug ins neue Heim verlangt dem Hund einiges ab. Der Welpe wird laufend vor Herausforderungen gestellt: Das neue Zuhause, fremde Gerüche, ungewohnte Laute, Regeln, die er noch nicht kennt und vieles mehr.
Die Konfrontation mit dem direkten Nahbereich gehört zwangsläufig dazu. Alles darüber Hinausgehende sollte aber nur schrittweise geschehen. Anstatt den Hund heute zur Welpengruppe zu schicken, morgen mit in die U-Bahn zu nehmen und übermorgen durch den Zoo zu spazieren, braucht der Hund Zeit, um die Eindrücke zu bewältigen und damit positiv bewerten zu können. Ein sicheres Zeichen dafür, dass der Hund die Außenreize verarbeitet hat, ist sein gelassener Umgang mit der Situation. Gelingt es ihm, sich niederzulegen oder schläft er sogar ein, kommt er mit den Eindrücken gut zurecht und ist bereit für die nächste Lektion.

Das Fernhalten negativer Erlebnisse ist auch für das Rollenverständnis relevant. Ein Jagdhund, der als Familienhund gehalten wird, sollte nach Möglichkeit nur Gutes mit dem Familienleben in Verbindung bringen. Wenn er von den Kindern fair behandelt wird und der familieninterne Umgang stimmt, erstellt er positive Verknüpfungen und kann seine neue Rolle akzeptieren, auch wenn sein Erbgut einen anderen Schwerpunkt setzt.

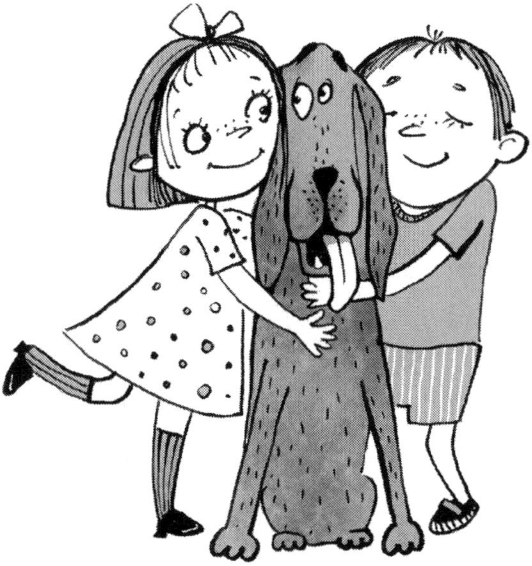

Konfliktfall Freiheit – zwischen Gehorsam, Gesellschaft und Gesetz

Menschen wissen oft gar nicht genau, was den Hund interessiert. Deshalb ist es wichtig, dass er Gelegenheit bekommt, seinen Bedürfnissen Ausdruck zu verleihen. Der Hund gewinnt durch die Entscheidungsmacht Kontrolle über sein Leben zurück. Er entfaltet sich mental und körperlich frei.

Hunde, die sich frei bewegen können, nutzen ihren Körper anders, als jene, die durch eine Leine daran gehindert sind. Die physische Freiheit des Hundes ist gesetzlich aber durch den Leinenzwang und haftungsrechtliche Vorschriften beschränkt. Der Hundehalter muss sich darauf verlassen können, dass sein Hund auf Zuruf kommt, nur dann kommt er in das Privileg des freien Laufs. Je besser der Hund also gehorcht, desto freier kann er sein.

Hunde nehmen sich die Freiheit aber auch, indem sie "nicht gehorchen" oder "eigenwillig sind". Die Gründe dafür sind ganz individuell. Einige Zuchten bringen selbstständige Hunde hervor, die nur ungern mit dem Menschen kooperieren. Für die Jagd ist das zum Beispiel extra so gewollt, weil der Hund seine Entscheidungen auf große Distanz selber treffen muss.

Das soziale Miteinander funktioniert aber nur im Kompromiss. Die Freiheit des einen beschränkt immer einen Teilbereich der Freiheit eines anderen, weil es zwangsläufig zu Überschneidungen kommt. Die Werte und Normen der jeweiligen Gesellschaft, das Rechtssystem und zwischenmenschliche Absprachen legen den Rahmen fest, innerhalb dessen jeder gemäß den eigenen Vorstellungen agieren kann.

Ganz frei geht es also nicht. Trotzdem gibt es immer wieder Punkte, in denen der Hund frei entscheiden kann, ohne dass sich ein anderer daran stört. Zum Beispiel, ob und wann er sich zurückziehen will oder wer ihn anfassen darf und wer nicht.

Für den Hund zählt dabei nicht, wie viel Freiheit ihm objektiv zugestanden wird, sondern wie frei er sich subjektiv dabei fühlt. Der Hund wird sich zwischen zwei Optionen immer für jene entscheiden, die angenehmer ist. Dieses Prinzip nutzt der Mensch, indem er dafür sorgt, dass der Hund bestimmte Dinge in guter Erinnerung behält. Wer seinem Hund zum Beispiel daran gewöhnt, dass das Körbchen besser ist als die Couch, wird sich nicht darüber ärgern müssen, dass der Hund die Couch in Besitz nehmen will. Der Halter steuert seinen Hund also ganz gezielt, ohne dass dieser die Methode dahinter erkennt.

Einen ähnlichen Effekt hat der Kompromiss. Er dient dazu, divergierende Wünsche in Einklang zu bringen. Statt dem Willen eines Individuums nachzukommen, weichen beide ein Stück von ihrem Optimum ab und konstruieren damit eine Win-win-Situation (Beispiel: Anstelle von "Ja" oder "Nein" lautet die Einigung "Später" und statt eines generellen Raumverbots bekommt der Hund eine Ecke darin zugeteilt, in der er sich aufhalten darf).

KAPITEL 4: Management- und Trainingsmethoden zum Arbeiten mit dem Hund

Während der eine Hund gut damit leben kann, seinen Impulsen zu widerstehen, gelingt es einem anderen nicht. Was ist es, das diese beiden Hunde voneinander trennt?

Die Impulskontrolle beim Hund ist ein komplexes sozialtheoretisches, behavioristisches und neurologisches Konstrukt. Um die Verkettung dieser Aspekte und ihren lernmethodischen Nutzen zu verstehen, hilft es zu wissen, auf welchem theoretischen Fundament das Training steht.

Wie funktioniert der Übungsaufbau allgemein, wie motiviere ich meinen Hund und wie nähere ich mich einem Angstproblem?

Die begriffliche Theorie

Schwachpunkt der Terminologie

Der Hund entwickelt eine komplexe Gruppenstruktur und nimmt seine Rolle im Sozialverbund ein. Er kommt dem Menschen in dessen Sozialfähigkeit also relativ nah. Und auch die Hirnfunktion beider Spezies ist in weiten Teilen gleich. Sowohl Mensch als auch Hund agieren planerisch, sie können ein übergeordnetes Ziel formulieren und entwickeln kleinschrittige Handlungsstrategien.

Weil die Humanwissenschaft für nahezu jedes Phänomen feste Begrifflichkeiten hat, es parallel dazu aber keine Termini gibt, die sich am Tier orientieren, greift man in dem Versuch, den Hund zu verstehen, immer wieder auf erstere zurück, was aufgrund der Teilanalogie auch logisch erscheint. Der humanitäre Ansatz umreißt die tierische Verhaltenssteuerung zwar, in allen Dimensionen erfasst er sie jedoch nicht.

Die Impulskontrolle

Die Impulskontrolle (humanitäre Definition) ist ein Unteraspekt der Inhibition, also der Fähigkeit, Impulsen (hier: der Impuls einer unkontrollierten Reaktion) zu widerstehen.
Die Impulskontrolle beziehungsweise der Mangel daran, beschreibt Veränderungen im Denken, in der sozialen Interaktion und der Wahrnehmung allgemein. Ausdruck davon können Zwänge oder destruktives Verhalten sein.

Die Selbstbeherrschung

Die Selbstbeherrschung geht noch darüber hinaus. Sie beschreibt die Fähigkeit, Reize anzunehmen, ohne darauf (impulsiv) zu reagieren. Stattdessen durchläuft der Körper einen Denk- und Selbstregulationsprozess, an dessen Ende die planvolle Entscheidung für eine situationsangepasste Verhaltensweise steht.
Ein Teil der Selbstbeherrschung beschreibt auch den Umgang mit intrinsischen Spannungen, die dadurch entstehen, dass der Hund nicht die Reaktion zeigen darf, zu der er sich instinktiv hingezogen fühlt.

Ein selbstbeherrschter Hund kann gelassen auf das Geschehen reagieren. Er tritt einen Teil seiner Entscheidungsmacht an den Menschen ab, weil er aufgrund guter Erfahrungen auf dessen Handlungs- und Entscheidungskompetenz vertraut. Er erträgt temporären Frust, weil er weiß, dass sich das Aushalten am Ende für ihn lohnt.

Selbstbeherrschung und Selbstkontrolle – der Unterschied

Die Selbstbeherrschung widerspricht dem natürlichen Impuls des Hundes auf Reize einzugehen und ist deshalb auch keine feste Größe in seinem Verhaltensrepertoire, sondern Ergebnis von Training und Erziehung. Sie ist also eine veränderliche Eigenschaft, die auf freiwilliger Basis ausgebaut werden kann. Die Freiwilligkeit ist nämlich der entscheidende Punkt, der die Selbstkontrolle von der Selbstbeherrschung trennt:

Die Selbstkontrolle kommt nicht ohne Fremdbestimmung aus. Es geht bei ihr um auferlegten Zwang, um Verbote, um Freiheitsverlust und den daraus resultierenden Stress.

Selbstbeherrschung hingegen ist Ausdruck autonomer Entscheidungen und bezieht das Mensch-Hund-Gespann im Gesamten mit ein. Sie beteiligt sich am Stressabbau und entscheidet über die Fähigkeit zu ruhen.

Die Selbstregulation

Der weitläufige Begriff der Selbstregulation beschreibt physische und psychische Zusammenhänge, unwillentlich wie willentlich gesteuerte Handlungsabläufe. Sie ist den Begriffen der Inhibition und der Selbstbeherrschung gewissermaßen übergeordnet beziehungsweise bildet eine Einheit damit.

Ressourcenkontrolle

Es ist noch gar nicht lange her, da suchte man die Ursache für Verhaltensprobleme beim Hund im Rangkonflikt. Hunde, die nicht hören, hätten ein Problem mit Dominanz.
Strenge und Strafe waren das Heilmittel Nummer eins im Kampf gegen den aufmüpfigen Hund. Doch einen Nutzen hatten beide Erziehungstechniken nicht.

Wenig später wurde das Fehlverhalten im Training gesucht. Der nicht gehorchende Hund war schlichtweg falsch erzogen.
Die Trainingsintensität zog an und lehrte den Hund, dass der Ressourcen-Zugang nicht selbstverständlich war, sondern in Abhängigkeit zu seiner Leistung stand. Von nun an war nichts mehr umsonst. Futter gab es im Tausch gegen "Pfote", den Spaziergang gegen "Fuß" und den Kauknochen im Gegenzug zum erfolgreichen "Platz". Ressourcen aller Art standen ab sofort unter Verschluss, unabhängig von der Qualität, die der Hund mit ihnen verband.

Heute gibt es das Ressourcenmodell im Kern zwar immer noch, es wurde aber konkretisiert. Mittlerweile wissen wir, dass die Ressourcenwichtigkeit darüber mitbestimmt, ob der Hund Verhaltensregeln bricht oder nicht. Die subjektive Wertigkeit der Ressource, vor dem Hintergrund der Rassezugehörigkeit, der Herkunft und der Persönlichkeitsstruktur rundet den Ansatz also ab.

Das neue Ressourcenmodell basiert auf der Berücksichtigung der individuellen Ressourcenqualität. Das Training funktioniert deshalb nicht immer gleich, sondern orientiert sich flexibel an dem jeweiligen Hund.

Der Hund verteidigt ein schützenswertes Gut mit allen Mitteln, die ihm dafür zur Verfügung stehen, wenn die Ressource für ihn eine hohe Bedeutung hat.
Oft sind Aggressionen also weder Ausdruck eines schlechten Charakterzugs noch des Strebens nach Dominanz. Sie zeigen einfach an, für welche Ressource sich der Hund besonders interessiert (zum Beispiel: Futter, Spielzeug, ein räumliches Areal, der Mensch).

Die Aggressionen können sich intensivieren, wenn der Hund den Eindruck hat, dass sein Mensch die Ressource nicht schützen kann und er allein dafür verantwortlich ist. Verhilft ihm sein Verhalten zum Erfolg (Beispiel: Zähnefletschen hält einen anderen Menschen auf Distanz), wird er sich beim nächsten Mal wieder so benehmen, weil der Erfolg (Abstand wahren) seine Verhaltensstrategie (Aggressionen zeigen) verstärkt.

Ein Hund, der die Ressourcen eigenständig kontrolliert, muss deshalb an Entscheidungsmacht verlieren.
Der Mensch legt die alltäglichen Abläufe fest und motiviert den Hund unter Einbezug von Belohnungen dazu, die menschlichen Regeln zu akzeptieren.
Das führt zu einem Win-Win-Effekt: Die Bedürfnisse des Hundes werden erfüllt, vorausgesetzt, dass er sich entsprechend verhält.

Die richtige Belohnung als wirkungsvolles Steuerinstrument

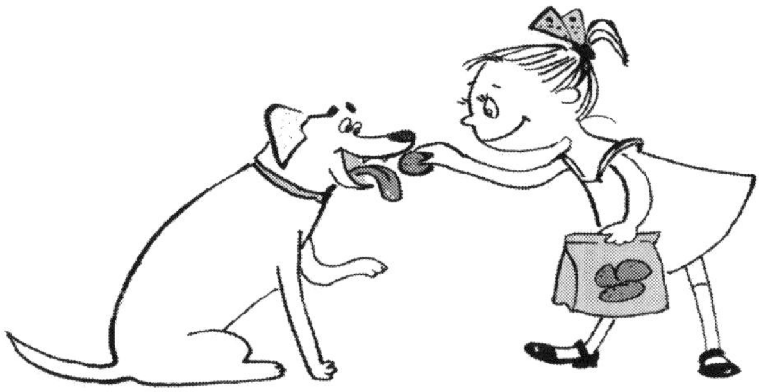

Welche Belohnungsarten gibt es überhaupt?

Motivator, Belohnung, Ressource, Verstärker – all dies sind Umschreibungen für die treibende Kraft, die hinter einer jeden Handlung steht. Die verschiedenen Ressourcen (zum Beispiel: Futter, Spielzeug, Sozialkontakt) werden in zwei Hauptgruppen unterteilt: In die Gruppe der erwarteten und die der konkurrierenden Verstärker.

Die erwarteten Verstärker halten den Hund zu seinem Ursprungsverhalten an. Sie beschreiben die Ressourcen, nach denen es dem Hund verlangt, also dessen Wünsche in dem jeweiligen Moment (hetzen, rennen, fressen, spielen, kuscheln).

Die konkurrierenden Verstärker verdrängen den eigentlichen Wunsch. Sie lenken den Hund von seinem Vorhaben ab und zeigen eine Alternative auf, sind also "Beschäftigung zweiter Wahl". Sie werden genutzt, um Verhaltensproblematiken zu korrigieren.

Ein Hund handelt so, wie es für ihn am angenehmsten ist. Er orientiert sich am möglichen Erfolg und wiederholt das Verhalten, das ihm ebendiesen Erfolg verspricht.
Da die rationale Ansprache des Hundes nicht möglich ist und ihm der Selbstlosigkeitsgedanke fehlt, braucht der Mensch ein Gespür dafür, welches Motiv seinen Hund agieren lässt.

Damit der Hund Interesse an dem Trainingsinhalt hat, also das erlernte Verhalten auch tatsächlich zeigt, muss sein Halter dessen persönliche Belohnungswertigkeit verstehen.
Die Bewertungsqualität einzelner Verstärker ergibt sich aus dem Persönlichkeitsbild des Hundes und der jeweiligen Situation. Für den einen Hund ist Körperkontakt das höchste Gut, ein anderer ist ganz vernarrt ins gemeinsame Spiel oder interessiert sich nur für Wurst. Was genau es ist, erschließt sich aus dem direkten Vergleich. Bieten Sie dem Hund im Training zwei alternative Belohnungsformen an. Der Hund entscheidet sich gemäß seiner Präferenz für das Angebot, das in seinem Bewertungsraster ganz oben steht.

	Erwartete Verstärker	Konkurrierende Verstärker
Art	Positiv, belohnend	Negativ, bestrafend oder ablenkend
Ziel	Hund soll ein bestimmtes Verhalten öfter zeigen.	Hund soll ein bestimmtes Verhalten seltener zeigen.
Beispiele	Leckerbissen, Spielzeug, Frei rennen lassen, Streicheleinheiten, lobende Worte, mit anderen Hunden spielen lassen, lockere Leine beim Laufen, mehr Aufmerksamkeit durch den Halter, offene Arme und netter Gesichtsausdruck.	Ignorieren, z.B beim Betteln am Tisch, Jaulen und Heulen. Straffere Leine beim Ziehen. Finsterer Gesichtsausdruck wenn der Hund unerwünschtes Verhalten zeigt. Körpersprache, wie ausgestreckter Arm und ein Tabuwort wie "Nein", "Aus".

Tabelle 1: Belohnungsarten

Die Schwierigkeit liegt in der Wahl der konkurrierenden Ressource. Sie muss dem Handlungswunsch des Hundes nahe kommen, gleichzeitig aber zu den Rahmenbedingungen des Augenblicks passen. Ein

Hund, der hetzen will, wird seinen Wunsch für ein herkömmliches Leckerli wahrscheinlich nicht aufgeben wollen. Vielleicht würde er sich darauf einlassen, ein Frisbee zu fangen. Dieser konkurrierende Motivator ist aber an die Umgebungsparameter "Bewegungsfreiheit, Verkehrsaufkommen, Frisbee" gekoppelt.
Es handelt sich also um ein komplexes Tauschgeschäft, das gut durchdacht sein muss und von dessen Vorzügen der Hund erst noch überzeugt werden will.

Welche Bedeutung spielt die Zeit?

Die beste Belohnung ist jedoch nichts wert, wenn sie zusammenhanglos erfolgt. Der Mensch weiß kognitiv genau, welche Ziele er hat und wie ihn der Verstärker dabei unterstützen soll. Dem Hund ist das aber nicht bewusst.

Damit er die Zusammenhänge ebenfalls versteht, müssen die Abläufe eng getaktet sein.
Das betrifft zum einen das Abpassen des Moments in dem die Verhaltenskorrektur einsetzen soll, aber auch die sekundenschnelle Belohnung, falls der Hund richtig reagiert.

Der Zeitpunkt ist für die Verstärkung essenziell. Oft ist der Mensch aber nicht schnell genug, das Leckerli ist vielleicht nicht gleich zur Hand oder der Hund schon wieder anderweitig aktiv.

Hier hilft das Brückensignal. Es überbrückt den Zeitpunkt zwischen dem Moment, in dem der Hund tut, was er soll, und jenem, in welchem er die Belohnung dafür erhält. Das Signal (Clicker, einsilbiges Wort, Geräusch nach Wahl) bedeutet für den Hund, dass er sich korrekt verhalten hat und seine Belohnung dafür gleich erhält.

Neben dem Moment, in dem der Hund die Rückmeldung für seinen Verhaltenserfolg bekommen muss, ist auch die Häufigkeit der Rückmeldung selbst von Belang. Wird sie kontinuierlich gezeigt, also konsequent immer dann, wenn der Hund richtig reagiert, stellt sich der Lernerfolg schneller ein. Eine Belohnungsfrequenz von annähernd 100 Prozent beschleunigt also den Neuerwerb einer Fähigkeit.
Auch für Verhalten von besonderer Wichtigkeit bleibt diese Häufigkeit bestehen und es gilt: lückenloses Lob nach jedem richtigen Verhaltensfall.

Ist die Verhaltensreaktion hingegen bereits fest etabliert und im Alltag nicht essenziell ("Gib Pfote", "Sitz" oder "Platz") können die Belohnungsabstände größer sein. Das steigert die Wahrscheinlichkeit für den dauerhaften Erfolg. Das Erlernte bleibt dadurch langfristig bestehen.

Belohnungsfehler vermeiden

Der Mensch neigt zur Übertragung seines eigenen Belohnungssystems auf den Hund. Damit liegt er aber häufig falsch. Gerade in puncto Körperkontakt nehmen Hunde Berührungen oft anders wahr, als der Mensch. Liebkosungen wie die Umarmung oder das Streicheln am Kopf werden von den meisten Hunden zwar toleriert, belohnenden Charakter haben sie aber nicht. Beschwichtigungen oder der Entzug (wegdrehen, ducken) sind eindeutige Zeichen dafür, dass der Hund die menschliche Intention nicht teilt und die Zugneigung eher als Strafe begreift.

Futter kann ein effizienter und vielseitiger Verstärker sein. Gerade wenn das Training noch im Aufbau ist, ist Futter oft das Mittel erster Wahl. Für jeden Geschmack ist etwas dabei. Außerdem ist die

Nutzbarkeit breit aufgestellt (fressen, fangen, suchen, rätseln), sodass die Belohnung situations- und typgerecht erfolgen kann.
Trotzdem steht Futter mächtig im Verruf. Mancher Halter verzichtet sogar gänzlich darauf. Die Kritik: Der Hund führt die Übung nur noch aus, wenn er das Futter sehen kann.

Das Belohnungsspektrum hilft dabei, dass der Hund auch bei leerer Hand reagiert. Bei ausreichend Varianz (Wechsel zwischen dem gesprochenen Lob, einem Leckerli, einem belohnenden Geruch etc.), löst der Hund den Fokus auf das Futter ganz von allein.
Das Brückensignal unterstützt den Halter zusätzlich darin, weil es dem Hund den Erfolg schon vor der eigentlichen Belohnung suggeriert.
Der generelle Verzicht auf Verstärkungen jeglicher Art bei Handlungen, die dem Hund bereits geläufig sind, ist nicht zu empfehlen. Die Belohnung dient ja nicht nur dem Lernen an sich, sondern auch der Motivation. Fällt diese weg, fehlt dem Hund der Anreiz dazu, das Wunschverhalten zu wiederholen. Er wird versuchen, eine Alternative aufzutun, die für ihn lohnenswerter ist. Häufig fällt er dann in alte Verhaltensweisen zurück.

Mit Futter belohnen – Tipps

Das Erlernen eines neuen Reaktionsverlaufs erfordert zu Beginn zahlreiches Wiederholen, damit der Hund kleinschrittig erfährt, worum es im Ganzen geht. Die Belohnung sollte demnach so gewählt sein, dass sie den Hund weder sättigt noch dessen physische Kapazitäten erschöpft (kleine, kalorienarme Häppchen).

Bei Trainingsinhalten der alltäglichen Art, wie dem schon längst geläufigen "Sitz" reicht das verbale Lob aus.

Hat der Hund jedoch eine Handlung erlernt, die ihn stark herausgefordert hat, kann die Belohnung ruhig mal üppig sein. Würdigen Sie einen Meilenstein mit einer Ressource der besonderen Art, also mit einer Belohnung, die es nur ganz selten gibt, die beim Hund aber zu den Top-Kandidaten in seinem Wertesystem gehört. Bauen Sie solch eine Super-Ressource immer mal wieder ins Training ein, ohne dass der Hund weiß, wann genau es dazu kommt. Das steigert sein Bestreben, das Richtige zu tun, in der Hoffnung, bald möge es wieder so weit sein.

Die Reiz-Reaktions-Kette

Das Reiz-Reaktions-Schema beschreibt den Ablauf, den ein Auslöser in Bewegung setzt. Im Gegensatz zu einem Reflex, der ebenfalls Folge eines einwirkenden Reizes sein kann, aber nicht bewusst gesteuert wird, ist die Reaktion als Folge eines Reizes veränderbar.

Jeder Reiz löst einen komplexen Hirnprozess aus. Demnach folgt auf jeden Reiz zwangsläufig ein Reflex oder eine Reaktion. Die Ausprägung dessen ist abhängig vom Typ sowie davon, wie der Reiz empfunden wird und welche Lösung einem angemessen erscheint.

Wiederholt sich das Erlebte auf gleichbleibende Art, also auf Reiz A folgt Reaktion A und der damit verbundene Misserfolg/Erfolg, prägen sich diese Abläufe ein und werden zum Automatismus. Der Hund ist nun konditioniert.

Konditionierung im verhaltenswissenschaftlichen Sinn ist also nichts anderes als das Erlernen eines Reiz-Reaktions-Schemas. Dabei unterscheidet man zwei Arten: Die klassische Konditionierung, die reflexartig vonstattengeht und die instrumentelle Konditionierung, die der bewussten Steuerung unterliegt.

Die klassische Konditionierung hat zwar keinen Einfluss auf die Art, wie dem Reiz begegnet wird. Der Reiz selbst kann aber an ein Zweitsignal gekoppelt werden, das irgendwann den gleichen Reflex auslöst, wie der Ursprungsreiz allein. Das bekannteste Beispiel dafür ist das Pawlow'sche Hundeexperiment. Pawlow stellte fest, dass seine Hunde auf die Fütterung (Ursprungsreiz) mit Speichelfluss (Reflex) reagierten. Das Futterritual lief immer ähnlich ab: Glockengeläut – Fütterung – Speichelfluss. Die Hunde wussten irgendwann, dass der Glockenton (Zweitsignal) Vorbote der Fütterung war, woraufhin sich das Reaktionsmuster verschob: Glockengeläut – Speichelfluss – Fütterung.

Die instrumentelle Konditionierung strebt die Verhaltensänderung an. Dazu wird das Wunschverhalten methodisch verstärkt, um so die Wahrscheinlichkeit zu erhöhen, dass es sich als neue Standardreaktion etabliert.

Die Konditionierung ist in der Erziehung des Hundes ein brauchbares Tool, mit welchem der Hund dazu angeleitet wird, eine zuvor eingeübte Reiz-Reaktions-Kette abzurufen. Der Halter setzt das Signal (den Reiz) ganz bewusst und konditioniert den Hund auf die von ihm gewünschte Reaktion. Sobald die Gesamtkette in wiederholtem Male stattgefunden hat, erfolgreich verknüpft und belohnt worden ist, wird aus dem einfachen Reiz ein festes Kommando, das im Alltag genutzt werden kann.

Die Reiz-Reaktions-Kette und damit auch die Konditionierung des Hundes repräsentiert in der Erziehung den Gegenpart des genetischen

Materials, es wird also mit dem gearbeitet, was veränderbar ist. Am Ende soll das neue Verhaltensmuster stärker sein, als der instinktive Trieb (auf Reiz A folgt nun Reaktion B).

Gerade im Umgang mit dem jagenden Hund ist der Nutzen der Konditionierung jedoch oft begrenzt. Wichtig ist hier die Einbindung in ein umfassendes Maßnahmenkonzept – vom richtigen Signal über das Aufzeigen einer geeigneten Alternative sowie die typ- beziehungsweise situationsgerechte Verstärkung im entscheidenden Moment.

Die Gegenkonditionierung

Die Gegenkonditionierung ist eine Verhaltensmodifikation, die oft im Zusammenhang mit Aggressionsproblemen genutzt wird. Die bisherige Reiz-Reaktions-Kette soll dabei durch eine neue ersetzt werden, indem eine Alternativemotion anstelle des unerwünschten Verhaltens tritt.

Nicht jedes Ersatzverhalten ist dabei gleich effektiv. Die Ursprungsmotivation des Hundes bestimmt, welche Signale erfolgversprechend sind. Ein Hund, der einen körperlichen Impuls verspürt (hetzen, springen) wird mit einem Passivsignal ("Sitz" oder "Platz") nicht abgeholt. Die Gegenkonditionierung kann jedoch erfolgreich sein, wenn sich Ausgangs- und Ersatzreaktion ähnlich sind (statt hetzten zum Beispiel ein gemeinsames Zerrspiel). Dadurch lernt der Hund, dass er seine Bedürfnisse stillen kann, ohne dem Erstimpuls nachzugehen.

Damit der Hund den Reiz nicht mehr mit negativen Empfindungen verknüpft, muss er lernen, dass etwas Schönes geschieht, sobald er mit dem Reiz in Kontakt gerät (Belohnung über eine Ressource, die für den Hund von hohem Wert ist).

Neben der Belohnung, die der Hund für das bessere Ersatzverhalten bekommt, sollte das Ersatzverhalten so gewählt sein, dass es den Hund geistig fordert und nicht zeitgleich mit dem Ursprungsverhalten ausgeführt werden kann (ein Hund, der gerade zum Sprung ansetzt, kann nicht gleichzeitig sitzen). Weil der Hund sich zwangsläufig entscheiden muss, welcher Reaktionskette er sich bedient, muss die Belohnung so ansprechend sein, dass seine Entscheidung auf das adäquate Verhalten fällt.

Die Gegenkonditionierung muss sich in einem festen Reaktionsmuster manifestieren. Das gelingt nur, indem sich das Reiz-Reaktions-Schema durch wiederholtes Training ritualisiert.

Damit der Hund das Verhalten auch im Extremfall abrufen kann, muss er sich allmählich umorientieren. Das Training beginnt reizarm und steigert sich über die Zeit in der Intensität, solange, bis die dauerhafte Reizresistenz erzielt worden ist. Wird der Hund nämlich sofort in der Problemsituation trainiert, sind die Chancen gering, dass die Übung funktioniert. Jeder Misserfolg demotiviert den Hund, es noch mal zu probieren. Deshalb zahlt sich ein kleinschrittiger Lernprozess mit schleichender Anspruchssteigerung eher aus, als die direkte Vollkonfrontation. Wird das Training sicher aufgebaut und variabel abgefragt, verändern sich die chemischen Abläufe im Gehirn. Im Bestfall ist der Gewöhnungseffekt so stark, dass der Hund das neue Verhaltensmodell auch ohne Signal zum Besten gibt.

Das allein reicht aber manchmal nicht. Die Ursache braucht eine Parallelbehandlung dazu. Denn wer nur die Symptome bekämpft, lässt den wichtigsten Teil außen vor. Zeigt der Hund Aggressionen aufgrund von Unsicherheit, ist das ein Bindungsaspekt. Der Halter muss dem Hund durch sein Verhalten suggerieren, dass es keinen

Grund dafür gibt und er die Situation souverän meistern kann. Mit steigendem Vertrauen in die Handlungsfähigkeit des Menschen mindert sich dann auch die Angst beim Hund. Auf dieser Basis hat die Gegenkonditionierung eine weitaus bessere Chance, langfristig erfolgreich zu sein.

Die Gegenkonditionierung greift allerdings nicht bei jedem Hund und in jeder Situation. Jagdhunde lösen sich zum Beispiel nur schwer von dem Verlangen zur Jagd.
Damit das Training überhaupt gelingen kann, muss der Hund begeisterungsfähig sein. Je stärker das Bedürfnis in der jeweiligen Situation (zum Beispiel einem Radfahrer hinterherlaufen), desto stärker muss auch die Begeisterung für die Alternative sein (zum Beispiel das Interesse für ein Wurfspielzeug). Gibt es keine Ressource, die mit dem Störverhalten des Hundes konkurriert, wird er von der Alternativoption auch nicht beeindruckt sein.

Ein weiteres Erfolgskriterium ist der Zeitpunkt, indem die Gegenkonditionierung zu erfolgen hat. Wie bei der Belohnung auch, muss das Training sekundengenau getaktet sein, damit der Hund alle Elemente des neuen Reaktionsschemas sicher in Bezug zueinander setzt. Hier zeigt sich folgendes Problem: Hunde beginnen die Jagd oft auf Sicht oder anderweitig subtil (Geruch/Geräusch) und sind schon mittendrin, ohne dass der Halter etwas davon bemerkt.

Die Desensibilisierung

Die systematische Desensibilisierung ist die schrittweise Konfrontation mit dem Angstauslöser unter stetiger Belastungsverlagerung bis hin zur maximalen Intensität.

Der Auslöser wird zu Beginn also nicht voll erlebt. Stattdessen wächst er nach einem sanften Einstieg langsam an.

Ziel ist der Abbau von auffälligem Verhalten durch einen Gewöhnungsprozess.

Die Desensibilisierung ist eine therapeutische Behandlungsform für den Umgang mit der Spezies Mensch. Beim Transfer auf den Hund ergibt sich das praktische Problem, dass der Hund keinen verbalen Einstieg in die Thematik finden kann. Die Idee des Vorgangs erschließt sich ihm deshalb nicht. Ihm fehlt die Möglichkeit, sich mental auf die Reizkonfrontation einzustellen. Damit ist die systematische Desensibilisierung ein Konzept, dass das Vertrauen in den Menschen gefährden kann, da dieser aus Sicht des Hundes eine bedrohliche Situation heraufbeschworen hat. Die fehlende Fluchtoption und der ausbleibende Schutz des Halters stärken diesen Eindruck noch.

Die Trainingsmethode kommt mit oder ohne den Einsatz eines Entspannungssignals aus.

Der Übungsaufbau ohne Entspannungssignal beginnt in einem ruhigen Moment. Ein problembehafteter Reiz (etwa ein bestimmtes Geräusch) wird in abgeschwächter Form in die Situation integriert (zum Beispiel Nähern aus einer Entfernung, in der das akustische Signal kaum zu hören ist). Der Hund nimmt den Reiz am Rande wahr, reagiert aber nur dezent darauf. Dieser Moment der Reizeinwirkung wird so lange ertragen, bis der Hund völlig angstfrei ist.
Während der kommenden Trainingseinheiten bleibt die Signalstärke gleich, solange, bis der Hund nicht mehr spürbar reagiert. Erst dann wird die Intensität verschärft (die Distanz zum Geräusch/der vermeintlichen Bedrohung verringert). Wieder soll der Hund dem Reiz

ausgesetzt sein, bis er auch diese Intensität gut erträgt. Am Ende der Übung hat er sich so an den Auslöser gewöhnt, dass er selbst bei direktem Kontakt souverän damit umgehen kann.

Wird die Übung um ein Entspannungssignal ergänzt, tritt der Trainingserfolg meist schneller ein, weil der Hund mit Erklingen des Signals aus seiner Angst herausgenommen wird.
Damit das funktioniert, muss der Reiz so schwach erscheinen, dass der Hund noch auf das Ruhezeichen reagiert.

Das Desensibilisierungsverfahren ist zeitintensiv. Der Gesamtprozess wird in Abschnitte zerlegt, wovon jeder einzelne so lange wiederholt werden muss, bis der Hund angstfrei agiert. Wie viel Zeit genau verstreicht, ist immer individuell.
Damit der Lernerfolg auch an anderen als dem Trainingsort abgerufen werden kann, muss eine Übertragung auf den Zweitort geschehen. Der Hund muss sich auch dort kleinschrittig an den Reiz gewöhnen, damit er das Wunschverhalten zeigt.
Diese Art der Generalisierung erfordert die gleiche Geduld und Passion, mit der das Training begonnen worden ist, was sich in den Alltag aber oft nur schwer integrieren lässt.

Die Fähigkeit, dem Reiz angemessen zu begegnen, kann im Laufe der Zeit verloren gehen. Die Auffrischung ist also fester Teil des Langzeit-Trainingsplans. Gerade Hunde, die generell schreckhaft sind oder deren Ursprungsreaktion genetisch verankert ist, müssen die erlernte Ersatz-Reaktion regelmäßig wiederholen, damit sie nicht in Vergessenheit gerät.

Die Desensibilisierung ist nur möglich, wenn der Reiz kontrollierbar ist (das Vorkommen insgesamt und die Intensität).

Die Voraussetzungen für den langfristigen Trainingserfolg durch das Desensibilisierungsverfahren sind also eng gesteckt und die faktischen Anwendungsfelder damit stark begrenzt.

Das Abbruchsignal

Das Abbruchsignal soll in die Reiz-Reaktions-Kette hineinwirken und den Hund daran hindern, eine unerwünschte Verhaltensausprägung abzuspulen.
Das Signal wird oft verbal genutzt (zum Beispiel "Aus" oder "Hey"), kann aber auch physisch erfolgen, indem der Hund durch das Einwirken körperlicher Kraft an der Vollendung seiner Aktion gehindert wird (festhalten oder wegschieben).
Ganz ohne körperliche Note kommt aber auch das Sprachsignal nicht aus, denn der Mensch nimmt bei der Vertonung automatisch eine Haltung ein, die das Signal unterstützt (Anspannung oder verzerrte Mimik).

Das verbale Abbruchsignal sollte sich eindeutig vom täglichen Sprachgebrauch abheben. "Nein" hat der Hund schon oft gehört, ohne dass es an ihn adressiert gewesen ist oder den Abbruch eines Verhaltens bezweckt hätte.
"Aus", "Hey" oder eine ähnlich kurze Wahlbezeichnung eignen sich deshalb mehr. Wichtig ist, dass das Signal so formuliert wird, dass ihm die situative Anspannung nicht zu entnehmen ist. Laute, die schrill und panisch klingen, beunruhigen den Hund und stellen eine Fehlverknüpfung her (Abbruchsignal = Stress).

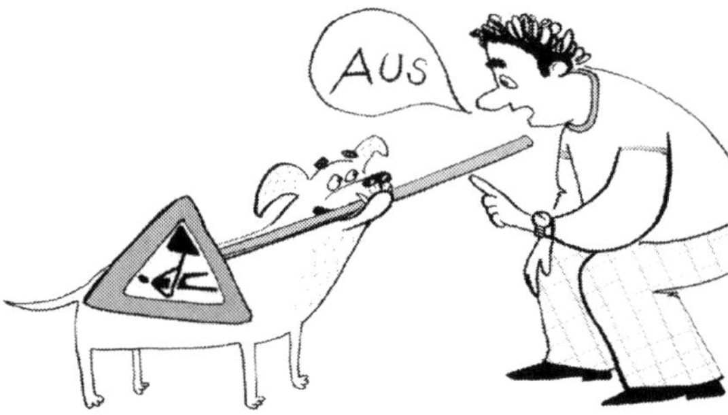

Nicht immer reicht die Verbalunterbrechung aus. Hunde im instinktiven Rausch oder Hunde von eigenwilligem Gemüt hören einfach nicht hin, wenn sich ihnen der Grund nicht erschließt oder sie so sehr im Wahn gefangen sind, dass sie darüber hinaus einfach nichts mehr registrieren.
Wo das Hörsignal an seine Grenzen stößt, hilft der körperbetonte Abbruch (zum Beispiel der Schnauzgriff oder das Beiseiteschieben) aus. Physische Eingriffe haben aber, so sachte sie auch sind, immer Strafcharakter und sollten deshalb nur mit Bedacht zum Einsatz kommen.

Das Abbruchsignal gleicht oft eher einem Versuch oder einer Chance, eine (dauerhafte) Lösung ist es jedoch meist nicht.
Das hängt mit der Ressource zusammen, die der Hund begehrt. Hunde mit starker Jagdambition werden immer wieder versucht sein, ihrem instinktiven Jagdverhalten nachzugehen. Sie sind oft so fokussiert, dass sie das Abbruchsignal gar nicht hören.

Aber auch Hunde, die für die Ansprache offen sind, reagieren auf das Signal nicht wie geplant, wenn es alleine steht. Das Unterbrechen der Reaktion reicht nicht aus. Stattdessen muss eine Alternative her, die

dem Ursprungswunsch des Hundes Rechnung trägt. Das Abbruchsignal muss also immer im Zusammenhang mit dem neuen Reiz-Reaktions-Muster stehen und in Begleitung einer Ersatzhandlung sein. Beispiel: Der Hund frisst eine tote Maus. Durch das Abbruchsignal lässt er davon ab. Als Alternative bekommt er eine Leckerei. Diese wird im hohen Gras versteckt und an ein Suchspiel gekoppelt. So wird das Bedürfnis "ein Beutetier finden und fressen" simuliert.
Ganz so komplex muss es aber nicht immer sein. Ein "Aus" und "Weiter" hätte auch gereicht (den Hund jedoch nicht gleichermaßen zufriedengestellt).

Ein grundsätzliches Problem des Abbruchsignals ist die Gefahr, den Hund auf Stress zu konditionieren.

Abbruchsignale werden in Situationen gebraucht, in denen der Hund sich falsch verhält. Der Halter ist dabei entweder selbst gestresst (Hund kommt nicht, obwohl er gleich zur Arbeit muss), vielleicht aber auch besorgt (Hund frisst eine tote Maus, die vielleicht vergiftet worden ist) oder ärgerlich (Abbruchsignal misslingt zum wiederholten Mal). Das Abbruchsignal wird dann zum Ausdruck dieser gebündelten Emotionen und kann dem Trainingserfolg im Wege stehen.

Trotzdem kann es eine Hilfe sein, vor allem für Hunde, die auf einem hohen Erregungsniveau agieren. Ihr Fokus wird mit dem Signal in einem ersten Schritt gelöst, um ihn in der Folge auf die Ersatzreaktion legen zu können. Ohne diesen Zwischenschritt des Herausholens aus der Aktion, fiele es ihnen schwer, sich auf die Alternativtätigkeit einzulassen.

Exkurs: Das Aufmerksamkeitsdefizit beim Hund

Die Signalarbeit ist durch die Aufmerksamkeit des Hundes limitiert, denn ein Mangel daran führt oft dazu, dass der Lernfortschritt stagniert.

Die Aufmerksamkeitsschwäche des Hundes kann im Trainingsdefizit verankert sein. Es kann aber auch eine Überlastungssituation dahinter stehen sowie konträr dazu die Unterforderung des Tieres. Ferner können Unklarheiten oder eine kognitive Dysfunktion ausschlaggebend dafür sein, dass der Hund nicht lang genug an einer Aufgabe festhalten kann.

Ein Hund, der nicht aufmerksam ist, gefährdet nicht nur den Lernprozess an sich, sondern auch das Verhältnis zum Menschen. Dessen Verständnis für den ständig abschweifenden Hund ist aller Regel nach begrenzt. Für ihn fühlt sich das Training nicht zielführend an, was er seinerseits mit Ungeduld quittiert. Diese wiederum überträgt sich spürbar auf den Hund und lähmt seine Einsatz- und Mentalfähigkeit.

Schon allein deshalb ergibt es Sinn, die Konzentrationsfähigkeit mitzutrainieren. Sobald sich die Aufmerksamkeit des Hundes erhöht, steigt auch seine Aufnahmekapazität. Damit prägen sich neue Verhaltensstrategien besser ein, was sich wiederum darin bemerkbar macht, wie der Hund auf Reize reagiert. Je leistungsstärker sein Geist, desto überlegter auch seine Lösungsstrategie.

Konzentrationsübungen sind also ein wichtiger Meilenstein in der Arbeit mit einem impulsiven Hund.

Das Clickertraining

Das Clickertraining ist eine Art der Kommunikation. Es überbrückt die sprachlichen Unterschiede der Spezies Mensch und Hund mit einem einheitlichen Signal, das dem Hund zu verstehen gibt, dass er sich richtig verhalten hat.

Das Ganze basiert auf dem Prinzip der Konditionierung. Der Hund muss das Clicken mit einer Belohnung assoziieren, damit er sich darum bemüht, das Wunschverhalten zu repetieren. Wenn der Hund das Clicken noch nicht kennt, sollte das Training mit einer einfachen Übung beginnen, die er problemlos absolviert. Dadurch ist die Clickrate besonders hoch (jeder Erfolg ein Click) und der Hund dementsprechend schnell auf die Bedeutung des Clicks konditioniert.

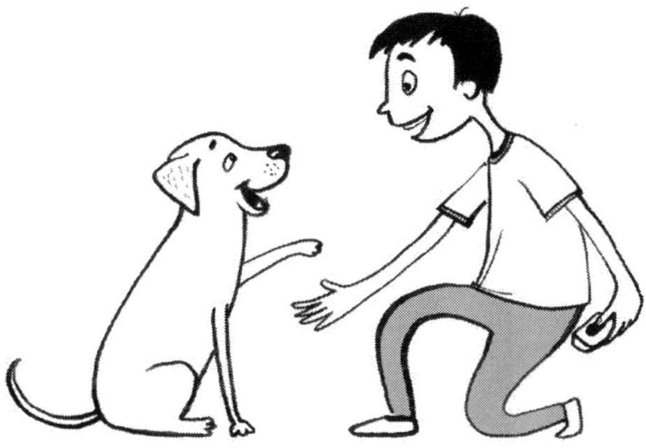

Die Berechtigung des Clickertrainings ergibt sich aus der Sache selbst. Zeigt der Hund die gewünschte Reaktion, muss sofort die Rückmeldung kommen, dass er sich richtig verhalten hat. Dafür bleibt nur ein winziger Augenblick Zeit. Erfolgt das Lob zu spät, verschwimmt der Zusammenhang. Weil die Lerntheorie jedoch besagt, dass der Hund jenes Verhalten wiederholt, das ihm einen Erfolg verspricht, muss die Belohnung eindeutig im Kontext des Handelns stehen. Der Clicker ermöglicht die zeitgenaue Reaktion. Die Belohnung selbst leistet das oft nicht. Beim Suchen, Greifen und Verteilen der Belohnung verstreicht wertvolle Zeit. Manches Mal zu viel davon. Deshalb ist der Click als Brückensignal in der Praxis so elementar. Es bereitet den Hund ohne zeitlichen Druck auf eine Sofortreaktion auf die Belohnung vor.

Der Click ist in Unabhängigkeit zur Situation und der auslösenden Person eindeutig und klar. Während das gesprochene Wort immer vielschichtig ist, überträgt er nur die Information, dass der Hund in seinem Tun erfolgreich war. Das Signal ist also ein positiv besetzter Laut, der den Hund freudig stimmt und bei Laune hält. Für den schnellen Fortschritt ist der Click damit ideal.

Ganz so einfach, wie es sich liest, ist die Praxis aber meistens nicht. Zum einen ist der Clicker im Alltag nicht immer griffbereit. Zum anderen ist das Geräusch für Hunde ein Problem, die sensibel auf Lautstärke reagieren.

Beide Kritikpunkte lassen sich dadurch umgehen, dass statt dem Clicker ein verbales Makerwort zum Einsatz kommt.

Wichtig ist, dass dieses Wort nicht bereits in einem anderen Kontext fällt. Außerdem sollte es einsilbig sein, damit es schnell vertont werden kann und möglichst wenig Informationen, etwa zur Stimmungslage des Sprechers, überträgt.

KAPITEL 5: Grundlagentraining – Typische Probleme eines impulsiven Hundes aus der Praxis

Im Alltag gibt es bestimmte Situationsklassiker, in denen ein impulsiver Hund an seine Grenzen stößt. Manchmal ist das tierische Verhalten evolutionsbedingt, manchmal ist es erlernt. Es kann aber auch auf einem Trauma oder einer Krankheit basieren. Wichtig ist, dass die Angelegenheit einem wissenschaftlichen Kontext zugeordnet wird, damit der Hund bestmöglich therapiert werden kann.

Ressourcenkonkurrenz am Futternapf

Futter ist für Hunde ein Hilfsmittel in der Kommunikation und auch der Umgang damit sendet klare Botschaften aus.

Bereits als Welpe bauen sie das Futter in ihr Sprachsystem ein, so wie sie es bei den adulten Tieren sehen. Diese stecken damit Grenzen ab und kommunizieren ihren Rang. Davon einmal abgesehen, ist die sogenannte Futteraggression in der Wildnis ganz normal. Sie schützt den erfolgreichen Hund im Rahmen der natürlichen Selektion, denn Futter ist in freier Natur ein hart umkämpftes Gut. Ein Hund ohne Verteidigungsambition kann den Existenzkampf langfristig nicht bestehen.

Hinter der Futteraggression verbirgt sich also ein komplexes Kommunikations- bzw. Ressourcenverteidigungssystem, das die Besitzansprüche sichern soll und die Rangverhältnisse klärt. Verhaltensgestört ist dieses

Betragen nicht. Klagt der Halter über Futteraggression, weil sein Hund beim Näherkommen knurrt oder ähnlich aggressiv erscheint, skizziert er also häufig nur das Bild einer artgerechten Ausdrucksart.

In menschlicher Gesellschaft lässt es sich aber nicht umgehen, dass der Hund auch mal in Anwesenheit seines Halters frisst. Die Fütterung braucht deshalb von Anfang an eine feste Strategie.

I. Welpentraining

Übung Nr. 1: Steigernde Gewohnheiten

Die erste Übung wirkt auf die Gewohnheiten ein.

Schritt 1: Füttern Sie ihren Hund ganz normal und bleiben Sie neben ihm stehen, während er frisst. Wiederholen Sie diesen Schritt.
Schritt 2: Bauen Sie die Übung ein wenig aus, sobald der Hund trotz Ihrer Anwesenheit entspannen kann. Sprechen Sie nun mit ihm, während der seine Mahlzeit zu sich nimmt. Auch dieser Schritt wird wiederholt.
Schritt 3: Wenn der Hund Ihrer Ansprache lauscht, ohne davon irritiert zu sein, ist es Zeit für eine Steigerung. Fassen Sie Ihren Hund nun beim Fressen an. Nähern Sie sich dabei so, dass er Ihre Bewegungen sieht. Seien Sie ruhig dabei, aber nicht zögerlich. Streicheln Sie Ihren Hund und lassen Sie dann wieder von ihm ab.

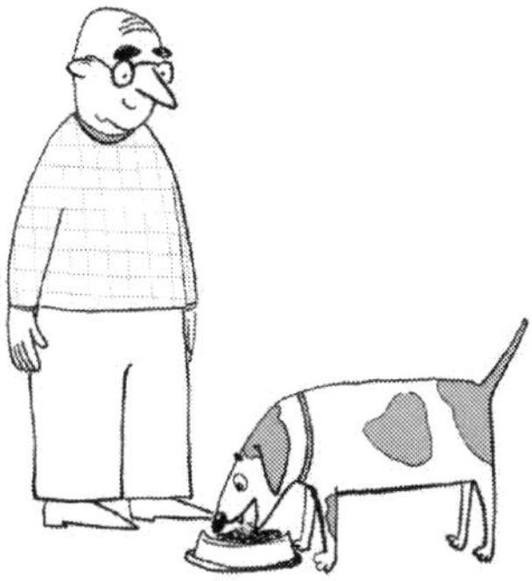

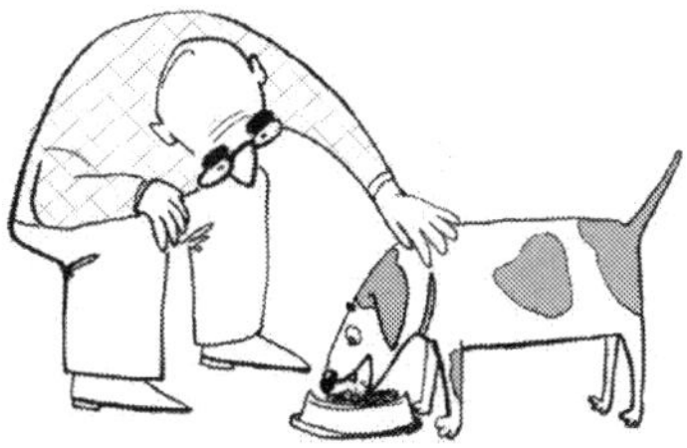

Ein Lob braucht der Hund dafür nicht, schließlich soll Ihr Näherkommen nichts Besonderes für ihn sein.

Übung Nr. 2: Ressourcenkontrolle beim Füttern

Ein weiteres Übungskonvolut baut auf der ersten Übung auf, bezieht sich aber im Gegensatz dazu auf die Ressourcenkontrolle, die wieder auf den Menschen übertragen werden soll.
Schritt 1: Füllen Sie den Napf des Hundes nur zum Teil und füttern Sie Ihren Hund.
Schritt 2: Nehmen Sie ihm den Napf wieder ab, während er von seinem Futter frisst, und füllen sie ihn mit der noch fehlenden Menge auf.

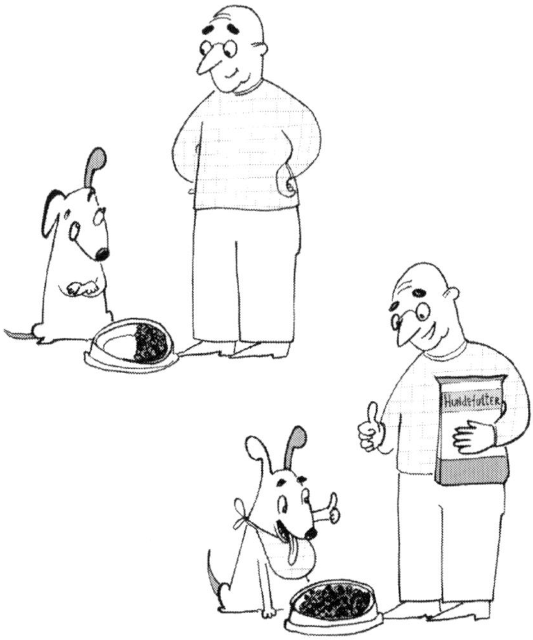

Wiederholen Sie diese Trainingseinheit, bis der Hund die Entnahme anstandslos toleriert. Der Hund lernt dadurch zum einen, dass Ihr Eingreifen nicht bedrohlich ist und übt sich zum anderen in Geduld.

Übung Nr. 3: Disziplin und Akzeptanz

Die folgende Übung festigt die Futterdisziplin und Akzeptanz über den partiellen Kontrollverlust.

Schritt 1: Der Hund wird mittels Signalwort "Sitz" oder "Platz" in die entsprechende Position gebracht.

Stellen Sie seinen Napf bereit, während er durch das Kommando "Bleib" in dieser Position verharren muss.

Schritt 2: Loben Sie das erfolgreiche "Bleib", wenn das Signal noch nicht sicher sitzt.

Erst wenn das Signal "Nimm" erklingt, darf er sich daran bedienen. Kommt er eher auf Sie zu, beginnt die Übung erneut.

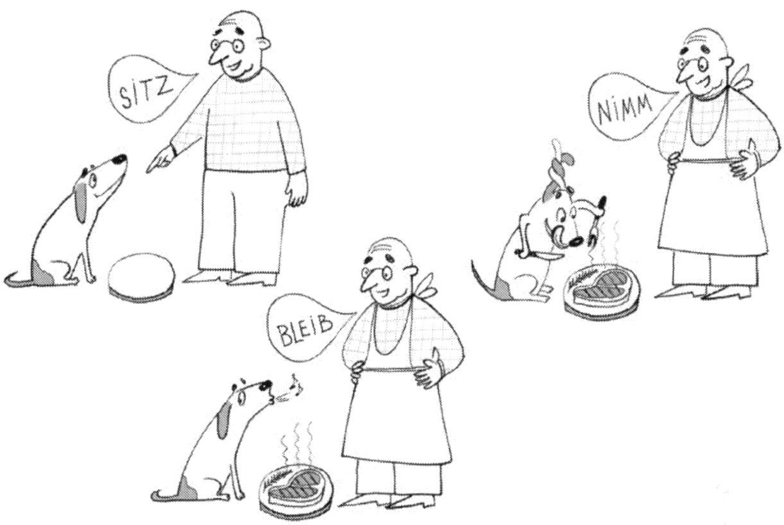

II. Training mit dem erwachsenen Hund

Im Umgang mit einem erwachsenen Hund hat Ihre Sicherheit oberste Priorität.

Üben Sie an einem ungefährlichen Ort, der zum einen dem Distanzverlangen Ihres Hundes Rechnung trägt und zum anderen besonders übersichtlich ist. Achten Sie während der Mahlzeit nicht nur auf Ihren eigenen Schutz. Beziehen Sie auch die übrigen Familienmitglieder oder spontanen Besuch mit ein. Dieser sollte nicht versehentlich in die Futtersituation hereinplatzen können. Durchgangsräume sind deshalb tabu.

Schritt 1: Beginnen Sie das Training mit Übung Nr. 3. Dadurch, dass der Hund auf Kommando im Sitzen oder Liegen bleibt, können Sie den Napf in aller Ruhe am Futterort platzieren. Weil Sie dabei alleine sind, unterschreiten Sie auch keine kritische Distanz.
Schritt 2: Während Ihr Hund auf das Kommando "Nimm" zu fressen beginnt, wechseln Sie zu Übung Nr. 1 und tasten sich behutsam an seine Grenzen heran.
Schritt 3: Die Futterübung mit einem adulten Tier endet auf andere Art, als die Trainingseinheit mit einem jungen Hund. Weil die Gefahrenvermeidung im Vordergrund steht, dürfen Sie dem Hund den Napf nicht einfach entziehen, wenn er mit dem Fressen fertig ist. Warten Sie damit, bis der Hund die sensible Futterzone freiwillig oder auf Signal verlassen hat.

Achten Sie immer darauf, wie Ihr Hund auf die Eingriffe reagiert. Spannt er an, fixiert er Sie mit dem Blick oder hört sogar zu fressen auf, übersteigt das Training seinen aktuellen Leistungsstand. Richten Sie die Übungen deshalb nie an der Schmerzgrenze des Hundes aus, sondern immer so weit davon entfernt, dass er Ihre Anforderungen noch gut erfüllen kann.

Problem: Straßenfund

Viele Menschen denken nur an sich selbst. Umwelterwägungen oder das Nächstenwohl sind für ihre Gedankenwelt schlicht nicht relevant. Sie entsorgen ihren Müll dort, wo sie gerade sind: Verpackungsmüll, der dem Hund schwer im Magen liegt und den Darm verstopft, Lebensmittel, die giftig für ihn sind oder schlimmer noch – Köder mit tödlicher Substanz – können überall herumliegen. Ihr Hund schwebt übertrieben gesagt in permanenter Lebensgefahr.

Deshalb muss er lernen, dass er nicht alles fressen darf, sondern ihre Erlaubnis dafür braucht.

Ein Signal, das die Frustrationstoleranz und Disziplin des Hundes schult, ist "Nimm".

Grundlagentraining – die Signalkombination "Nein" und "Nimm":

Schritt 1: Schaffen Sie eine Situation, in der gewährleistet ist, dass der Hund Ihr gesprochenes "Nein" nicht umgehen kann. Beispiel: Positionieren Sie ein Leckerli in Ihrer offenen Hand und halten Sie es in Richtung Hund. Schließen Sie die Hand, sobald der Hund nach dem Leckerli schnappen will und kommentieren diese Handlung mit einem "Nein".
Dieses Vorgehen wird so lange wiederholt, bis der Hund das Nein akzeptiert.
Schritt 2: Halten Sie ihm das Leckerli nun hin und geben das akustische Signal "Nimm", sobald der Hund frisst.

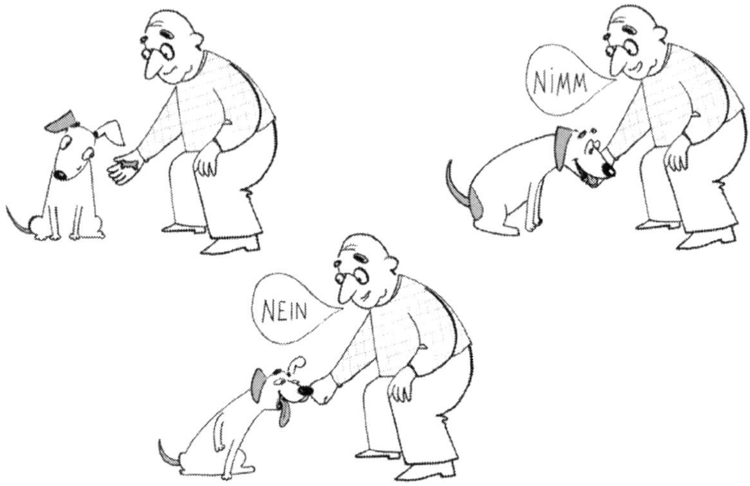

Auch dieser Teilschritt wird mit mehreren Wiederholungen geübt, um sicherzugehen, dass der Hund das "Nein" mit einem Misserfolg verknüpft und das "Nimm" mit der Belohnung in Verbindung bringt.

Schritt 3: Schrittweise wird die Schwierigkeit erhöht. Das Leckerli befindet sich nun nicht mehr in Ihrer Hand, sondern zum Beispiel auf dem Boden oder am Wegesrand. Unternimmt der Hund einen Fressversuch, hört er das "Nein". Nachdem er brav gewartet hat, folgt darauf die Freigabe durch das "Nimm". Üben Sie erst angeleint und später frei.

Horrorszenario Gift

Das Giftködertraining ist mühsam und hart, denn es opponiert mit Prinzipien, die fest im tierischen Fressverhalten verankert sind. Freilebende Hunde ernähren sich nämlich nicht nur über den Beutezug, sondern auch über den Zufallsfund in freier Natur. Ob das herabgefallene Äpfel sind oder die sterblichen Überreste eines

Tiers – der Hund frisst, was ihm fressbar erscheint und deckt dadurch einen Teil seines Nährstoffbedarfs. Er schlingt das Futter dabei in großen Brocken hinab. Dadurch schmeckt er nicht, dass es eigentlich ungenießbar ist. Dieser Effekt wird dadurch gestützt, dass bittere Geschmacksstoffe erst sehr spät mit Passieren der hinteren Zungenregion registriert werden können und Hunde ohnehin nicht besonders geschmackssensibel sind. Weder ist der Hund skeptisch, noch begreift er die Gefahr. Das einzige, was er spürt, ist die Begierde auf seinen Fund.

Es gibt mehrere Gründe dafür, warum der Hund gefundenes Fressen als hochwertige Ressource sieht. Hunger zählt für gewöhnlich nicht dazu.

Stattdessen ist es sein Genom, in dem die Futtersuche korrelierend zum Überlebenstrieb gespeichert ist.

Und es ist das Interesse am außergewöhnlichen Geschmack. Giftköder sind oft besonders ansprechend verpackt. Der Hund soll so seinen Trieben folgen und sich den Signalen des Menschen widersetzen.

Ein weiterer Grund, warum der Fund so einen großen Reiz auf den Hund ausüben kann, ist die Zuwendung, die er dadurch von seinem Halter erfährt. Dieser ist aufgrund der vermeintlichen Gefahr ganz außer sich und konzentriert sich in der Folge mit voller Aufmerksamkeit auf seinen Hund.

Weil das Training die tierischen Instinkte aufbrechen soll und weil der Hund auf logischer Ebene nicht über die Gefahren aufgeklärt werden kann, braucht es ein praktisches Konzept.

Die Übung mit dem Signalwort "Nimm" ist ein Modul, das in vielen Futterübungen enthalten ist.

Gleiches gilt für das Kommando "Aus", welches darauf zielt, dass der Hund ein Objekt, das er bereits in den Fängen hat, wieder abgeben soll. Vielen ist dieses Signal aus der Apportierarbeit bekannt. Der Einstieg über das Spiel fällt den meisten Hunden leicht. Schwierig wird es erst, wenn statt einem Ball Futter apportiert bzw. abgegeben werden soll.

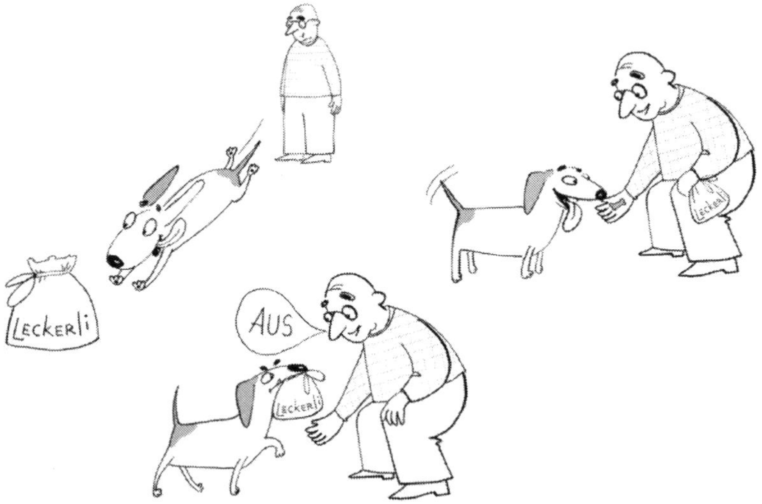

Schritt 1: Befüllen Sie einen Futtersack mit Leckereien. Der Hund riecht das Futter zwar, gelangt aber nicht selbstständig dran.
Schritt 2: Lassen Sie den Beutel vom Hund apportieren. Auf "Aus" lässt er das Beutelchen los und wird mit einem Futterstück dafür belohnt.
Schritt 3: Nachdem das Apportieren mit dem Futterbeutel klappt, soll es nun auch ohne Säckchen funktionieren. Starten Sie dazu mit einer Leckerei, die der Hund nicht allzu gerne frisst und die zu groß ist, als dass sie im Ganzen geschluckt werden kann. Klappt das Apportieren und lässt der Hund den Futterbrocken auf Kommando los, erhält er zur Belohnung eine Leckerei, die dem Übungsfutter überlegen ist. Der Hund lernt dadurch, dass sich das Abgeben lohnt, weil ihm die Tauschressource besser schmeckt.

Schritt 4: Erhöhen Sie das Übungsniveau. Lassen Sie nun attraktives Futter apportieren. Reduzieren Sie auch die Größe der Leckerlis und gehen Sie beim Üben zunehmend auf Distanz.

Warum der Hund Lebensmittel stiehlt

Dass der Hund mit einem Auge auf das Essen seines Halters späht, drückt sein Interesse dafür aus. Für viele Hunde ist Futter die Ressource Nummer Eins, vor allem dann, wenn es etwas Besonderes gibt – und auf einem fremden Teller gibt es "dieses Besondere" nun mal eher, als im eigenen Napf.
Der Futterklau gehört zur tierischen Fresskultur dazu. Strafen Sie Ihren Hund deshalb nicht. Machen Sie ihm stattdessen deutlich klar, welche Ressourcen Sie für sich beanspruchen und wo Ihre persönlichen Grenzen sind.
Fürs Schimpfen ist es ohnehin zu spät. Ein Hund, der in Ihrer Abwesenheit Futter klaut und Erfolg damit hat, in Ihrem Beisein jedoch gemaßregelt wird, lernt dadurch nämlich nur, dass Ihre Anwesenheit der erfolgsbestimmende Faktor ist. Das Schimpfen hält ihn folglich nicht vom Klauen ab. Stattdessen wartet Ihr Hund auf eine günstige Gelegenheit und verschiebt seine Taten auf einen unbeobachteten Moment.

Das Lauern auf den richtigen Augenblick ist in der Tierwelt übrigens ganz normal. Als Erstes frisst der ranghöchste Hund oder der, der die Beute gerissen hat. Erst wenn dieser sattgefressen ist, dürfen auch die anderen ran.

Wer von seiner Beute ablässt, gibt die Ressource für die anderen frei. So ist es bei den Tieren und so deutet es der Hund auch beim Menschen.

Weil das Futter eine hohe Wertigkeit hat und die Futterregeln in der freien Natur anders sind als in Gefangenschaft, ist das Training ein schleppender Akt. Mit Ausdauer und Geduld stehen die Chancen aber gut, dass der Hund sein Begehren ins rechte Maß bringen kann.

Appetitverlust beim Hund

Wenn von gestörtem Fressverhalten die Rede ist, geht es dabei meistens um den unautorisierten Verzehr und die Futteraggression. Dazu zählt auch die Verweigerung oder extreme Selektion. In jedem Fall ist es wichtig, den Minderkonsum nicht als harmlose Appetitlosigkeit abzutun, denn der unterversorgte Hund leidet am Ende genau wie sein übergewichtiges Pendant an einem gesundheitlichen Problem. So führt die längerfristige Mangelernährung beim Hund unter anderem zur Schwächung des Immunsystems, zum Rückgang an Muskulatur und einem instabilen Knochengerüst.

Die penible Ursachenforschung ist deshalb primär. Folgende Auslöser kommen für den Appetitverlust in Betracht:

Krankheit:

Futterabstinenz kann Ausdruck einer physischen Krankheit sein – oder eine solche begünstigen, wenn die Minderversorgung nicht rechtzeitig gestoppt werden kann. Die Appetitlosigkeit ist im Krankheitsfall also ein Symptom. Oft steht sie nicht allein, sondern zeigt sich im Zusammenspiel aus Erbrechen, Müdigkeit oder Apathie. Treten multiple Begleiterscheinungen auf, braucht es die baldige Diagnose vom Arzt. Ein schmerzender Zahn, eine Entzündung im

Mund, ein verstopfter Darm oder der Genuss einer unverträglichen Substanz können als Ursache dahinter stehen.

Futterpräferenz:

Ein unter Appetitlosigkeit leidender Hund ist aber nicht per se krank. Manchmal ist die Ursache ganz banal und das Futter schmeckt ihm einfach nicht.
Hier hilft nur auszuprobieren, wofür er sich begeistern kann und in welcher Temperatur ihm das Futter am besten schmeckt. Beginnen Sie schon im Welpenalter gelegentlich zu variieren, um etwaige Präferenzen festzustellen.

Veränderung:

Die Dauerbeschallung mit Licht und Lärm, ein Wachstumsschub, die Läufigkeit, eine Überlastungssituation, der temporäre oder endgültige Verlust einer wichtigen Bezugsperson, der Alterungsprozess oder saisonale Schwankungen – all diese Dinge beeinflussen das Tier. Während der eine Hund die Situation gut verarbeiten kann, reagiert der andere sensibel darauf und stellt das Fressen ein.

Futterritual:

Aber auch die Rituale, in die das Futter eingebunden sind, können dem Hund so sehr missfallen, dass er lieber darauf verzichten will. Manche Hunde brauchen eine feste Tagesstruktur und fressen nur dann, wenn die täglichen Rhythmen gleichbleibend wiederkehren. Überlegen Sie deshalb vorab, welche Futterzeiten Sie einrichten wollen. Wählen Sie dabei am besten so, dass das Modell von möglichst langer Dauer ist.

Erziehung:

Manchmal ist die Appetitlosigkeit hausgemacht. Ist der Hund zum Beispiel krank und frisst deshalb nichts, wird er von seinem Menschen besonders lieb umsorgt. Manch ein Hund schließt daraus, dass er mehr Zuwendung erhält, je weniger er frisst und fordert auf diese Art immer mehr davon ein. Wenn der Hund alleine frisst, sieht er diesen Zusammenhang nicht. Gewöhnen Sie sich deshalb an, den Hund während der Fütterung zu ignorieren. Das beugt auch einer zweiten Problematik vor – dem Fressen unter Druck.

Der Mensch ist besorgt, weil sein Hund nicht richtig frisst und verändert daraufhin die Futtersituation. Er wechselt das Produkt, umsorgt den Hund, bricht mit dem täglichen Ritual. An jeder Stellschraube, die noch zu bewegen ist, wird gedreht, um den Hund zum Fressen zu motivieren. Doch die Schlange beißt sich in den Schwanz, weil der Hund die Erwartungshaltung spürt und unter dem damit verbundenen Druck noch schlechter fressen kann. Auch hier gilt: Halten Sie an Altbekanntem fest. Gestalten Sie den Futterablauf ganz normal.

Konkurrenz:

Futter steht unter Hunden hoch im Kurs. Es ist nicht nur Lebenselixier, sondern auch Symbol von Macht. Konkurrenz am Futternapf ist deshalb ein ganz natürliches Phänomen. Trotzdem sollte auch im Kollektiv gewährleistet sein, dass jeder Hund in ausreichender Menge frisst. Entzerren Sie die Futtersituation und füttern Sie die Hunde räumlich oder zeitlich separat.

Überfluss:

Manche Hunde haben das Futter satt, weil es ihnen immer zur Verfügung steht. Sie müssen nicht konkurrieren und verwalten ihre täglichen Rationen selbst.
Abhilfe schafft hier ein klares Futterritual. Zwei, dreimal am Tag teilt der Mensch das Futter zu. Nimmt der Hund die Fütterung nicht an, bekommt er später eine neue Gelegenheit. Das Futter erhält dadurch einen neuen Wert, weil es zur endlichen Ressource wird, die der Hund nicht alleine kontrollieren kann.

Zwischenmahlzeiten:

Schließen Sie auch aus, dass der Hund überfressen ist. Manchmal ist der Tagesbedarf schon allein durch Gelegenheitssnacks gedeckt. Leckerlis haben oft eine gehörige Anzahl an Kalorien. Beobachten Sie das Fressverhalten Ihres Hundes ganz genau und rechnen Sie die Einzelwerte auf. Reduzieren Sie die Menge bei Bedarf oder steigen Sie auf eine leichte Variante um.

Stubenreinheit – Ursachen und Trainingsmethoden

Das erste, was der Hund lernen soll, ist das zielgerichtete Urinieren außerhalb des Wohnbereichs. Am besten unter Ankündigung, wenn er merkt, dass er muss. Doch warum macht mancher Hund ins Haus, obwohl er gerade spazieren war und warum gibt er nicht rechtzeitig Bescheid?

Die Grunderziehung zur Sauberkeit

Wenn es keine besondere Löseproblematik gibt, sondern nur darum geht, einen Welpen zur Stubenreinheit zu erziehen, beginnen Sie am besten so:

Schritt 1: Bieten Sie Ihrem Hund oft genug die Möglichkeit, draußen zu urinieren. Kleine Hunde müssen vor und nach dem Schlafengehen, kurz nach der Fütterung und nach jedem Spiel, Tag und Nacht. Zu Beginn hält der Welpe nur zwei bis drei Stunden ein. Die Spanne dehnt sich aber bereits in den ersten Wochen auf bis zu acht Stunden aus.
Schritt 2: Richten Sie Ihrem Welpen eine Ruhebox ein, die bei Ihnen im Schlafzimmer steht, damit Sie des Nachts rechtzeitig davon erfahren, wenn er muss.
Schritt 3: Gehen Sie nicht wieder heim, ehe sich der Hund gelöst hat.
Schritt 4: Suchen Sie den Löseplatz in Zukunft immer wieder auf oder bieten Sie ihrem Hund zumindest ähnliche Plätze an (oft entwickelt der Hund eine Präferenz für den Untergrund und löst sich erst, wenn er ähnliches Bodenmaterial gefunden hat).
Schritt 5: Schimpfen Sie nicht, wenn etwas daneben geht und halten Sie sich auch mit (überschwänglichem) Lob zurück, wenn alles gut funktioniert.

Ergänzendes zu Schritt 3: Sie können Ihren Hund unbewusst auf die Stubenunreinheit konditionieren. Wenn der Lösezeitpunkt darüber bestimmt, wie lange sie spazieren gehen – Sie gehen also nur raus, damit der Hund sein Geschäft verrichten kann und kehren sofort um, sobald ebendieses geschehen ist – hält der Hund so lange ein wie er kann. In der Folge löst er sich manchmal erst zu Hause.

Brechen Sie die Gassirunde also nicht schlagartig ab, sobald der Lösevorgang beendet ist, sondern gehen Sie noch ein kleines Stück.

Ergänzendes zu Schritt 4: Wählen Sie einen Löseplatz aus, der praktikabel ist. Sinnvoll ist eine kleine Rasenfläche in unmittelbarer Nähe zu Ihrem Haus. Rasen ist der Untergrund, den die meisten Hunde präferieren. Für weite Wege fehlt Ihnen die Zeit.
Tragen Sie Ihren Welpen am besten dorthin, damit er sich nicht schon in der Wohnung löst und leinen Sie ihn beim Urinieren an. Das zwingt ihn dazu, den Löseort zu akzeptieren. Liefe er nämlich davon und Sie ihm hinterher, stellte er sein dringendes Bedürfnis womöglich ein. Zusätzlich könnte er die Verfolgungsjagd als Bedrohung oder Spiel interpretieren und den Lösevorgang mit einer dementsprechend hinderlichen Erwartung in Verbindung bringen.

Unabhängig von dem anfänglichen Reinheitsproblem, kann die Unsauberkeit auch anderswo zu finden sein. Erziehungsfehler sind von allen Ursachen das häufigste Problem.
Während die Mutterhündin die Reinheit der Welpen in den ersten Lebenswochen übernimmt, greift anschließend der Züchter/der Hundehalter ein.
Wenn diese Lernerfahrung lückenhaft ist oder vollständig fehlt (zum Beispiel bei einem vernachlässigten Zwinger- oder Kettenhund), kann das Training sehr herausfordernd sein.
Erziehen Sie Ihren Hund deshalb von Anfang an konsequent zur Sauberkeit.

Lob und Strafe – sinnvoll oder nicht?

Lob

Durch Lob können Sie Ihrem Hund eine Fehlverknüpfung anerziehen:

Risikovariante 1: Durch zeitlich falsch gesetztes Lob.

Risikovariante 2: Aber auch Lob, das die strategischen Prinzipien wahrt und im richtigen Moment erfolgt, kann seinen Zweck verfehlen, wenn der Hund die eigentliche Bedeutung für das Lob – das Lösen am richtigen Ort – nicht erkennt. Wird der Hund während des Lösens gelobt, besteht die Gefahr, dass er das Lob allein auf den Lösevorgang bezieht. Er wertet das Urinieren als Erfolg und versucht diesen Erfolg so oft es geht herbeizuführen – auch zu Hause.

Risikovariante 3: Der Hund kann den Bezug zum Lob in einem Ereignis sehen, zum Beispiel in dem Glockengeläut oder dem Bimmeln einer Bahn, das zufällig genau in dem Moment ertönt, in dem der Hund die Blase leert.

Davon einmal abgesehen braucht der Hund für Verrichtungen, die zum täglichen Standard dazu gehören, kein gesondertes Lob.

Wenn Sie dennoch der Meinung sind, das Lob in diesem Punkt als positiven Verstärker gebrauchen zu wollen, nutzen Sie es maßvoll und dezent. Wenn Sie zu euphorisch dabei sind, stellt Ihr Hund den Lösevorgang vielleicht ein.

Beim Schimpfen ist das Risiko von Verknüpfungsfehlern zusätzlich erhöht. Das liegt zum einen an dem Einflussfaktor Zeit: Der Hund kann das Schimpfen nur auf den Lösevorgang beziehen, wenn beides beinahe zeitgleich passiert.

Risikovariante 1: Wenn der Ärger des Halters auf ein zurückliegendes Ereignis gerichtet ist, erkennt der Hund den Zusammenhang nicht mehr und folgert falsch.

Der Wutausbruch seines Halters wirkt auf den Hund impulsiv und kommt völlig ungeahnt. Der Hund induziert daraus, dass der Moment deshalb so konfliktgeladen ist, weil die Kombination der Faktoren "Halter" und "Geschäft" eine heikle Mischung ist. Folglich pinkelt er lieber geheim – draußen, oder wenn es ihm dort nicht gelingt, daheim.

Risikovariante 2: Aber auch das Schimpfen zur rechten Zeit kann zum Trugschluss führen, weil in der Situation des Lösens vieles gleichzeitig passiert, das der Hund für die Bestrafung verantwortlich machen kann. So kann er die Sanktion mit Verkehrsteilnehmern in Verbindung bringen, die zufällig gerade vorüberziehen oder mit einem Geräusch, das just in dem Moment zu hören ist, in dem der Halter protestiert.

Der richtige Umgang mit dem Malheur

Bis das Gelernte im Langzeitgedächtnis festgehalten wird, kann es immer wieder zu Missgeschicken kommen. So gehen Sie am besten damit um:

Schritt 1: Wischen Sie die Hinterlassenschaften kommentarlos auf, wenn Sie sehen, dass Ihr Hund nicht dichtgehalten hat und entfernen Sie den Geruch.
Schritt 2: Achten Sie in Zukunft darauf, dass Ihr Hund nicht auf eigene Faust in der Wohnung umhermarschiert.
Schritt 3: Reinigen Sie die betroffene Stelle außerdem mit einem hochwirksamen Reinigungskonzentrat und binden Sie diesen Ort nun öfter in Ihre Beschäftigungsroutinen ein. Je häufiger Ihr Hund diesen Ort nämlich für sich gebraucht, desto geringer ist die Wahrscheinlichkeit, dass er ihn verschmutzt.

Urinieren aus Unsicherheit

Oft wird die Unreinheit fehlinterpretiert. Manchmal hat sie gar nichts mehr mit der Notdurft zu tun, sondern ist Ausdruck von Verunsicherung. Dieses Verhaltensphänomen ist vor allem bei jungen und sensiblen Hunden zu sehen, aber auch bei Tieren, die schon misshandelt worden sind. Trifft ein solcher Hund auf ein anderes Individuum, besonders eines, das ihm in Ausdruck und Statur überlegen ist, spielt er ein ganzes Programm an Beschwichtigungsritualen durch, zu dem auch das Urinieren gehört. Seinem Gegenüber signalisiert er damit, dass er sich freiwillig unterwirft. Er versucht dadurch einem etwaigen Machtspiel präventiv aus dem Wege zu gehen.

Zwecks dessen begibt er sich in unterlegene Position (Hocke, Rückenlage) und verliert kleine Mengen an Urin.

Das Training mit einem unterwürfigen Hund hat viel mit Ihnen selbst zu tun beziehungsweise mit den Personen, in deren Gegenwart der Hund das genannte Verhalten zeigt:

Schritt 1: Vermeiden Sie Umgangsformen, die der Hund mit Gefahr assoziiert. Ihr Habitus sollte frei von konfrontativen Ausdrucksformen sein. Dazu zählt der gestreckte und angespannte Gang, das Beugen über den Hund und der Griff von oben an dessen Kopf, der direkte Blickkontakt und der harsche, strafende Ton.
Schritt 2: Machen Sie sich zur Begrüßung klein, schauen Sie schräg an dem Hund vorbei und wenden Sie Ihren Körper leicht zur Seite ab.
Schritt 3: Zwängen Sie ihm keinen Körperkontakt auf, sondern warten Sie darauf, dass er Ihnen die Bereitschaft dazu signalisiert.
Schritt 4: Ignorieren Sie Ihren Hund, wenn sein Annäherungsverhalten derart gedrosselt ist, dass eine Begrüßung undenkbar erscheint. Nehmen Sie Ihren gewohnten Alltag auf und integrieren Sie Ihren Hund erst in das Geschehen, wenn er selbst Interesse daran zeigt.

Urinieren aus Angst

Die Unterwürfigkeitsunsauberkeit ähnelt dem Pinkeln aus Angst.
Je nachdem, an welchem Ort der angstauslösende Reiz verwurzelt ist, ist der Hund daran gehemmt, dort zu urinieren. Fürchtet der Hund zum Beispiel die Geräusche der Stadt, steht er in belebten Gegenden derart unter Stress, dass er sich dort nicht lösen kann. Er verschiebt es lieber auf das sichere Zuhause. Hunde aus ländlicher Region,

die depriviert herangewachsen sind, fallen besonders häufig durch angstbedingte Pinkelblockaden auf.
Ob der Hund tatsächlich unsauber oder ein Angstpinkler ist, ergibt sich aus der Zusammenschau der situativen Faktoren (Ort, Art und Weise des Urinierens, Körpersprache).

Beschmutzt der Hund die Wohnung aus Angst, sollten Sie:

1. das Malheur stillschweigend entfernen,
2. nach Hinweisen suchen, die Ihnen die konkrete Ursache verraten,
3. den Hund zwecks Gewöhnung kontrolliert mit dem Angstauslöser konfrontieren
4. und ergänzend dazu eine neue Handlungsoption einstudieren, damit er zukünftig lösungsorientiert reagieren kann.

Jugendliches und sexualisiertes Markierverhalten

Daneben gibt es eine weitere Kategorie: die Unsauberkeit aufgrund sexueller Motivation.
Sie betrifft vor allem junge Rüden in ihrem ersten und/oder zweiten Lebensjahr und tritt während der sexuellen Erkundungsphase auf. Das Markierverhalten dient der Hierarchiefestigung und ist Ausdruck von Dominanz. Der Hund sucht dabei ganz bewusst bedeutende und zentral gelegene Orte auf – erst im privaten Wohnbereich und später auch außerhalb davon. Seine Körperhaltung ist herausfordernd und provokant.

Das Training mit einem pubertären Hund erweist sich oft als zäh, weil er in einer vorübergehenden Entwicklungskrise steckt, die ihn rational blockiert. Verlassen Sie sich deshalb nicht auf die kognitive Zusammenarbeit, sondern gehen Sie faktisch gegen das Markierverhalten vor:

1. Schränken Sie Ihren Hund räumlich ein.
2. Greifen Sie auf bekannte Handlungsmuster zurück: Grundlagen der Welpenerziehung in Kombination mit den Verhaltensregeln bezüglich der Beseitigung des Malheurs.

Das Markierverhalten endet aber nicht nur weil, die Pubertät durchgestanden ist. Stattdessen tun sich, durch die Geschlechtsreife bedingt, neue Problemfelder auf. Ein sexuell interessierter Rüde markiert zum Beispiel dann, wenn er eine läufige Hündin riecht oder wenn er sich gegenüber seiner männlichen Konkurrenz behaupten muss.

Schritt 1: Begegnen Sie dem Problem mit dem gleichen Maßnahmenkatalog für den Umgang mit einem pubertären Hund.
Schritt 2: Ziehen Sie außerdem eine Kastration oder deren medizinische Alternativen in Betracht, wenn das Verhalten Ihres Hundes allzu ungesittet ist und sich nicht von selbst wieder legt.
Schritt 3: Fordern Sie im nächsten Schritt sozialen Status ein. Lösen Sie die Privilegien Ihres Hundes schrittweise auf, um die vorhandene Rangstörung zu revidieren. Ihr Hund muss zu spüren bekommen, dass Sie der familiäre Entscheidungsträger sind, damit er die nötige Distanz zu Ihnen gewinnt und weniger chauvinistisch agiert.
Übrigens ist es keinesfalls fest vorherbestimmt, dass der Hund in seiner Reifezeit zu einem Draufgänger wird. Manch ein Hund ist von den körperlichen Veränderungen derart irritiert, dass er sich innerlich versperrt. Solch ein Hund neigt nicht zum Markieren. Er pinkelt aus Unsicherheit.

Hinweis: Krankheitsbedingte Unreinheit

Wenn der Hund auf einmal in die Wohnung uriniert, ist er womöglich krank. Neben Inkontinenz, Organ- oder Tumorerkrankungen ist die Blasenentzündung die klassische Ursache für das Reinlichkeitsproblem.
Alarmzeichen sind das plötzliche Erscheinen und das häufige und/oder unbemerkte Absetzen von (gegebenenfalls blutigem) Urin.
Der Tierarzt zeigt die möglichen Behandlungsfelder auf. Gezielte Sauberkeitsübungen braucht es bei der krankheitsbedingten Unreinheit in der Regel nicht.

Kommunikation richtig einordnen

Bellen

Viele Mitmenschen ohne Hund stören sich am Gebell. Immer wieder gelangen Fälle vor Gericht, in denen der Richter entscheiden muss, wie viel davon noch hinzunehmen ist. In der Nacht ist bellen tabu und tags nur für wenige Minuten erlaubt.
Dabei ist das die Art, wie der Hund kommuniziert.

Der Grund für das Gebell ändert sich situativ: Bellen als Warnsignal oder Ausdruck von Angst, Bellen als Erregungssignal im Spiel oder Ausdruck von Frust oder Bellen als Forderung an den Mensch, einem Bedürfnis nachzugehen.
Die zugrunde liegende Motivation bestimmt nicht nur den Klang (hoch oder tief, kurz und prägnant oder ausgedehnt), sondern auch den Umgang mit dem jeweiligen Problem.

Retrospektiv war es übrigens der Mensch, der dem Hund das Bellen "anerzog", indem er im Selektionsprozess jenem Individuum den Vortritt gab, der in seiner Warnfunktion möglichst zuverlässig war.

Heute wird dieser praktische Nutzen oft verkannt. Der eigene Komfort steht hoch im Kurs und das nervtötende Gebell passt da einfach nicht hinein.
Dabei bewegt sich die inländische Aversion noch im humanen Mittelfeld. Rund um die Welt, aber auch in unseren Nachbarländern Österreich und der Schweiz macht man schon längst kurzen Prozess: Zugunsten des menschlichen Gehörs werden die Stimmbänder des Hundes operativ durchtrennt (sog. Debarking).

Hierzulande gilt das Verstümmelungsverbot, welches sowohl Ohren und Schwanz als auch den Stimmapparat mit einschließt. Wer will, dass sein Hund weniger bellt, muss ins Training gehen.

Die jeweilige Trainingsmethode steht in Abhängigkeit zur Ursächlichkeit und auch der anzunehmende Behandlungserfolg ist eng damit verknüpft. Insgesamt ist Bellen jedoch ein schwer zu therapierendes Problem.

Trainingsbeispiel 1: Der Hund kläfft, wenn er spielende Hunde sieht

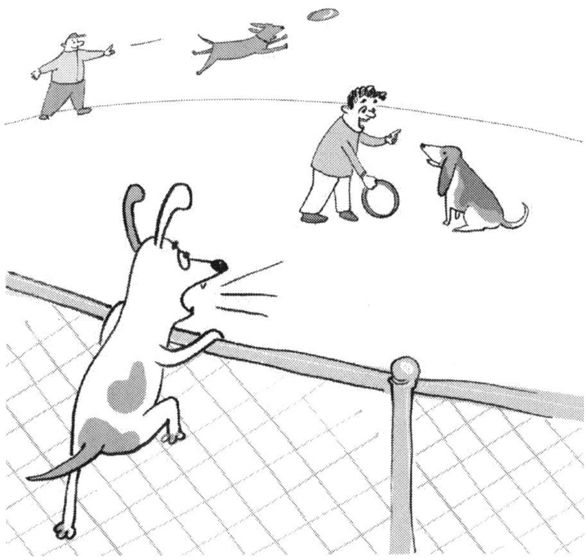

Der Hund, der nicht ins Spiel inkludiert ist, bellt vor Aufregung über die gesichtete Aktivität. Er ist hoch erregt und manchmal auch frustriert, weil er daran nicht teilhaben kann. Gerade Hunde mit einem ausgeprägten Bewegungsdrang ertragen den Anblick ausgelassener Hunde nur schwer, weil die visuelle Wahrnehmung ihre eigene Bewegungslust stimuliert.

Schritt 1: Stellen Sie eine Box in einiger Entfernung bereit oder legen Sie eine Decke aus (je nachdem, womit der Hund Ruhe assoziiert).
Schritt 2: Suchen Sie diesen Ruheort gemeinsam auf, sobald die Aufregung steigt.
Schritt 3: Falls bereits im Verhaltensrepertoire: Nutzen Sie das

Ruhesignal. Wählen Sie alternativ dazu eine Technik aus, von der sie wissen, dass Ihr Hund mit Entspannung darauf reagiert (kraulen, ruhiger Zuspruch, eine Massage, ein bestimmter Geruch).

Schritt 4: Wiederholen Sie Schritt 1 bis 3. Sobald die Anspannung verfliegt und der Hund die Eindrücke gelassen verarbeiten kann, zieht die Reizintensität kleinschrittig an (systematische Desensibilisierung). Der Ruheort wird so verlegt, dass er den spielenden Hunden immer ein bisschen näher kommt. Die Verlagerung muss so gering ausfallen, dass Ihr Hund noch auf Ansprache und das Entspannungsangebot reagiert.

Ziel ist ein emotional stabiler Hund, der das hektische Treiben ausblenden kann und sich ganz entspannt zur Ruhe legt.

Trainingsbeispiel 2: Der Hund kläfft, wenn es klingelt

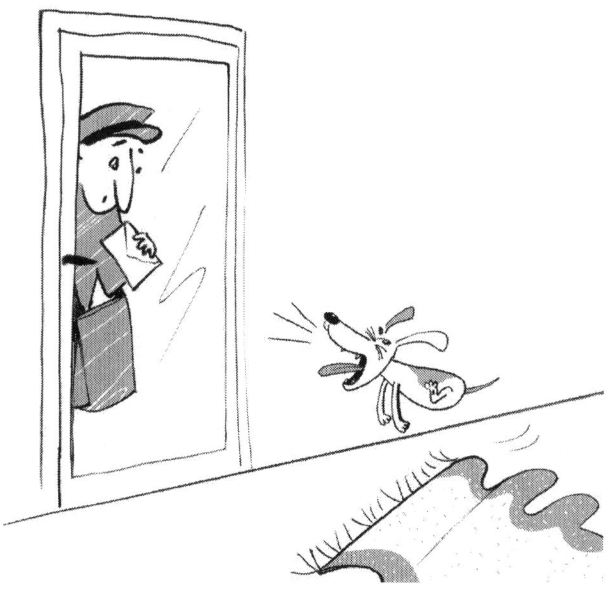

Viele Hunde drehen beim Klingeln richtig auf. Sie sind gepackt von wilder Raserei, kratzen an der Tür und springen aufgeregt daran empor.

Schritt 1: Betätigen Sie die Klingel mehrmals am Tag. Der Hund soll verstehen, dass sie auch ertönen kann, ohne dass im Anschluss daran Besuch erscheint. Ihr Hund wird wie gewohnt auf das Klingeln reagieren. Er kommt aber schneller wieder zur Ruhe.
Schritt 2: Sobald er wieder auf Ansprache reagiert, erhält er ein verbales Lob und wird auf seinen Ruheplatz geschickt. Dort gibt es eine kleine Leckerei.
Schritt 3: Geben Sie das Lob in Kombination mit dem Verweis zum Ruheplatz so früh, dass der Hund nur einmal einprägsam bellt. Er darf auf die Vorkommnisse an der Tür also noch reagieren, aber nicht mehr in ausladender Form.
Schritt 4: Lassen Sie eine Hilfsperson hinter der Tür laut an etwas herumhantieren, sodass vertraute Alltagsgeräusche zu hören sind. Instruieren Sie Ihren Hund entsprechend dem neuen Ritual dazu, an seinen Platz zu gehen.
Schritt 5: Zu guter Letzte betritt der Besucher das Haus. Dieser klammert die Anwesenheit des Hundes gänzlich aus, er spricht ihn nicht an und sieht ihm auch nicht ins Gesicht.
Schritt 6: Lassen Sie die Begrüßung zu. Entscheiden Sie, ob Ihr Hund die Konfrontation schon alleine bewältigen kann oder ob er dabei noch fixiert werden muss (zum Beispiel mit Leine und Geschirr).

Schritt 3 bis 6 sind als Übungserweiterung zu verstehen. Greifen Sie erst darauf zurück, wenn Ihr Hund den jeweils vorigen Schritt beherrscht.

Lecken

Ein Großteil der tierischen Kommunikation spielt sich nicht phonetisch ab, sondern schwingt ganz beiläufig im Verhalten mit.

Weil es häufig kein menschliches Pendant dazu gibt, erschließt sich die Bedeutung der verkörperten Botschaft nicht immer unmittelbar. So deutet der Mensch den Hundekuss zum Beispiel als Liebesbeweis, weil es das ist, was er selbst unter Zugrundelegung der humanen Verhaltensregeln darunter versteht. Tatsächlich kann Zuneigung ein Aspekt der Message sein.
Häufig klingt aber noch eine andere Aussage mit, nämlich die Angst vor einem Konflikt. Ein Hund, der einem anderen Hund über die Lefzen leckt, akzeptiert dessen ranghöhere Position. Er drückt mit dem Lecken seine Unterwürfigkeit aus und transportiert seine friedliche Intention. Der Erklärungsinhalt basiert also auf Unbehagen anstatt auf Sympathie.

Diese Mitteilung sendet der Hund auch im Umgang mit einem bedrohlichen Menschen aus. Aber auch in Situationen ohne Drittbezug ist das Lecken (der Luft, seiner Lippen und des Fells) als Bewältigungsstrategie zu sehen, zum Beispiel wenn die häusliche Situation konfliktgeladen ist oder wenn der Hund eine einschneidende Veränderung verkraften muss. Der Hund versucht über das Lecken negative Emotionen (seine oder die einer involvierten Person) und Stress zu kompensieren.

Die unterschiedlichen Arten der Trennungsangst

Ein frei lebender Hund lebt von Anfang an im sicheren Familiensystem, das aufgrund geordneter Aufgabenzuweisung existenzerhaltend funktioniert. Die Distanzierung von diesem geordneten Beisammensein ist ein selbstvernichtender Schritt. Deshalb kommt es äußerst selten vor, dass ein Hund das Alleinsein präferiert.
Der Hund ist also ein soziales Tier, der das Gefühl nicht kennt, allein zu sein, und sich demnach nur schlecht damit arrangiert. In unserer antrophogenen Welt führt aber kein Weg daran vorbei, sei es, weil der Hund vom Besuch im Supermarkt ausgeschlossen ist oder weil er bei der Arbeit nicht dabei sein kann.
Je nach Gemüt, Vorerfahrung und der sozialen Struktur zu Hause, reagiert der Hund symptomatisch auf das Alleinsein.
Inwieweit sich die Trennungsangst zeigt, steht unter anderem in Abhängigkeit zur Art der Angst. Man unterscheidet zwischen zweierlei: der Verlustangst und dem Kontrollverlust.

Erstere kennzeichnet die Angst des Hundes um sich selbst. Er fürchtet sich davor, hilflos und allein zu sein. In seiner Not zerstört er Fenster und Tür. Dahinter verbirgt sich der vergebliche Versuch, seinen Halter nicht aus der Sicht zu verlieren. Der Hund hat kein Vertrauen in die Wiederkehr und ist bis zur selbigen rastlos und erschöpft.
Über Jaulen und Gebell versucht er akustisch zu seinem Menschen durchzudringen und ihm seinen Standort mitzuteilen.
Kehrt der Mensch zurück, ist die Freude unermesslich groß. Die Begrüßung fällt überschwänglich und versöhnlich aus. Die Körperhaltung des Hundes ist währenddessen devot.
Das Beisammensein gestaltet sich nun denkbar eng. Der Hund lässt kaum noch von seinem Halter ab, zu groß die Angst, die Ereignisse könnten sich wiederholen. Seine Zuneigung zeigt der Hund keinesfalls

nur daheim. Vielmehr ist es ein ortsübergreifendes Phänomen. Milderung ist nur in Sicht, wenn eine Vertrauensperson die Trennungsphasen überbrückt.

Auch ein Hund mit Kontrollverlust verträgt die Trennung nicht. Er empfindet die Abwesenheit seines Halters als pure Dreistigkeit und steigert sich schnell in seinen Frust hinein. Oft lässt er die Enttäuschung über seinen Machtverlust an der Inneneinrichtung aus. Während er im Zerstörungswahn durch die Wohnung fegt, bellt er heftig und laut. Kehrt der Mensch wieder heim, wird er von seinem Hund bitter ermahnt. Wuchtiges Anspringen, Gebeiße und Gebell sind des Hundes Sanktion.

Auch in dieser Konstellation bleibt der Hund nun eng an seinem Menschen. In seiner Anhänglichkeit kann er sehr aufdringlich und einnehmend sein.

Selbst die Anwesenheit von Hundesitter und Co. lindert die Verbitterung des Hundes nicht, weil es ihm nicht um das Alleinsein geht, sondern um die fehlende Regie.

Die Anzeichen einer Trennungsangst gehen aber weit über den materiellen Schaden, das Gebell und die Observation des Halters hinaus. Hunde mit einem Trennungsproblem leiden unter hormonellem Stress.

Das neuronale Nervensystem schüttet vermehrt Transmitter aus, die den Herzschlag des Hundes stimulieren. Er ist hoch erregt und versucht die inneren Spannungen über nervöse Ticks zu neutralisieren. Einige Hunde erbrechen sich und leiden unter wässrigem Stuhl, weil das Nervensystem im Darm unmittelbar auf die Hirntätigkeit reagiert.

Doch die Symptome der Trennungsangst sind keinesfalls so klar, wie sie auf den ersten Blick erscheinen. Gerade der Kontrollverlust stimmt in vielen Punkten mit der Langeweile überein. In beiden Fällen reagiert der Hund mit Verdruss und richtet Schaden an. Er bleibt dabei nicht nur im Bereich von Fenster und Tür, sondern hinterlässt die verheerenden Spuren im ganzen Haus.

Im Gegensatz zu einem Hund, der durch störende Verhaltensweisen seinen Trennungsschmerz kompensiert, deutet bei einem gelangweilten Hund auch in Anwesenheit des Menschen einiges auf dessen Unterforderung hin. Er ist ganz generell an neuen Reizen interessiert und sichtbar auf der Suche danach.
Für so manchen Hund ist die Abwesenheit des Menschen ein stilles Problem, das er nur sehr dezent signalisiert. Nach außen verhält er sich unscheinbar, innerlich ist er aber voller Angst. Während der Wartezeit starrt er reglos zur Tür. Erst mit Wiederkehr löst er sich von seinem Liegeplatz und kommt zur Ruhe.

Welpen (Welpen generell und solche, die ihrer Mutter viel zu früh entzogen worden sind) Tierschutz-, Straßen- und Mischlingshunde leiden vergleichsweise häufig unter Trennungsangst. Weil sie an einem Trauma leiden, nicht fachkundig aufgezogen worden sind, das Alleinsein noch nicht kennen oder nicht ausreichend Zeit bekommen, sich mit der neuen Umgebung zu akklimatisieren.
Aber auch Hunde, die vor großen Veränderungen stehen, etwa weil sie umgezogen sind, weil ihr Halter auf einmal zu anderen Zeiten arbeiten geht oder weil eine wichtige Bezugsperson entfallen ist, leiden oft unter dem Alleinsein, und zwar ganz gleich wie alt sie sind.

Des Weiteren stehen neurotische Erkrankungen und die Persönlichkeit des Tieres in einem Zusammenhang zu dessen Angst vor Verlust. Ein Hund, dessen mentale Verfassung instabil ist und der nicht in die Rückkehr seines Halters vertraut, stuft die Abwesenheit eher als gefährlich ein, als ein Hund innerhalb einer intakten Konstellation.

Die Annahme, bei einem erwachsenen Hund auf das Training verzichten zu können, ist falsch. Zieht ein adulter Hund bei Ihnen ein, sollte auch er die Gelegenheit zur Eingewöhnung bekommen. Er muss das Alleinsein ebenso kleinschrittig lernen, wie ein junger Hund, und braucht dabei die gleiche Aufmerksamkeit. Wenn er nämlich von heute auf morgen allein sein muss, kann die Trennungsangst schlagartig entstehen.

Hunde mit Trennungsangst werden nicht einheitlich therapiert, weil es zum einen die zwei großen Kategoriefelder "Verlust" und "Kontrolle" gibt und der Hund zum anderen an einem individuellen Trauma leiden kann.

Probieren Sie folgende Dinge aus, um die Verhaltensausbrüche Ihres Vierbeiners besser einordnen zu können:

A) Wenn Ihr Hund besonders schläfrig ist, nachdem Sie heimgekommen sind, ist das ein Indiz dafür, dass er von Trennungsangst betroffen ist. Überprüfen Sie Ihren Verdacht mithilfe einer Kamera.

B) Beschäftigen Sie Ihren Hund vor dem Alleinsein und bieten Sie ihm in seiner Einsamkeit eine attraktive Tätigkeit zum Zeitvertreib, um wertvolle Hinweise auf das zugrunde liegende Problem zu gewinnen. Lässt das Störverhalten im Anschluss daran nach, leidet Ihr Hund nicht unter der zeitweisen Distanz, sondern unter der täglichen Monotonie. Ein spezielles Training erfordert dieser Kausalbezug nicht. Befreien Sie sich aus dem Alltagstrott und gehen Sie mehr auf das Temperament Ihres Hundes ein.

In Abhängigkeit zum Auslöser kommen folgende Behandlungsweisen in Betracht:

Option 1 – der unsichere Hund: Ein zweiter Hund oder eine vertraute Bezugsperson geben dem Hund in Ihrer Abwesenheit Halt. Geeignet ist der Zweithund aber nur, wenn er Ihr Fernbleiben gut bewältigen kann und für den anderen Hund als Vorbild fungiert.
Bauen Sie die Übungen parallel zum Welpentraining auf und bereiten Sie Ihren Hund in kleinen Schritten auf das Alleinsein vor.
Richten Sie Ihre Unternehmungen am Trainingsstand des Hundes aus und schalten Sie einen Aufpasser ein, wenn Sie länger fort sind, als es der aktuelle Leistungsstand erlaubt.

Option 2 – der ungeübte Hund: Der Hund kann sich durch das Desensibilisierungsverfahren an das Alleinsein gewöhnen. Das Training hat sich in der Hundeerziehung fest etabliert, erfordert aber Kontinuität, Genauigkeit und Fleiß.

Option 3 – der traumatisierte Hund: Geben Sie Ihren Hund in Obhut einer Vertrauensperson. Lassen Sie ihn nach Möglichkeit nicht allein, damit sich der seelische Schmerz nicht permanent wiederholt.

Option 4 – der Hund mit einem generalisierten Angstproblem: Arbeiten Sie nicht nur an der Angst vor dem Alleinsein, sondern desensibilisieren Sie parallel dazu auch alle weiteren Phobien.
Unterstützen Sie Ihren Hund hinsichtlich der Stressreduktion. Errichten Sie einen abgeschirmten Bereich, in den sonstige Stressoren nur sehr gedämpft hineingelangen. Falls der Hund schon eine Ruhezone hat, in welcher er störungsfrei entspannen kann, ist diese für die Einzelzeit probat. Bauen Sie den Ruheplatz schon vorab in Ihren Alltag ein und unterrichten Sie Ihren Hund in der gezielten Rast.

Option 5 – der übermächtige Hund: Das Hauptproblem für die

Angst vor dem Kontrollverlust liegt in der Rollenflucht. Der Mensch scheut Entscheidungen und überträgt die Führungsverantwortung auf seinen Hund. Ordnen Sie das soziale Miteinander neu und nehmen Sie selbst den höchsten Posten ein. Verdrängen Sie Ihren Hund aus seiner zentralen Position, indem Sie die Verwaltung begehrter Ressourcen übernehmen. Zeigen Sie sich beizeiten ruhig mal ignorant.

Option 6 – der gelangweilte Hund: Lasten Sie Ihren Hund während Ihrer Anwesenheit unter Berücksichtigung des individuellen Bedarfs körperlich und geistig aus. Gehen Sie dabei auf seine Interessen ein. Sein Hunger nach Spannung ist nun vorübergehend gestillt, sodass er eine inaktive Phase besser ertragen kann.
Verlassen Sie das Haus genau in dem Moment, in dem er sich von der vorherigen Anstrengung erholt.

So vermeiden Sie die erziehungsbedingte Trennungsangst bei Ihrem Welpen präventiv:

Schritt 1: Festigen Sie das Vertrauen. Bauen Sie eine Bindung auf. Reichen Sie Urlaub ein und nehmen Sie sich Zeit. Ihr Schützling muss sich mit seinem neuen Zuhause und den darin geltenden Sozialstrukturen arrangieren, bevor er das erste Mal allein gelassen werden kann.
Schritt 2: Weisen Sie Ihrem Welpen eine Box zum Schlafen zu – am Tag und auch zur Nacht. Stellen Sie sicher, dass Sie anwesend sind, wenn der Hund wieder erwacht. Beschäftigen Sie sich so, dass der Welpe Ihre Aktivitäten spürt. Schlägt er die Augen auf, sind Sie zwar nicht sofort zu sehen, er registriert aber über sein Gehör (zum Beispiel über Schritte oder das Durchblättern der Tageszeitung),

dass Sie in der Nähe sind. Umsorgen Sie Ihren Hund nun mit allem, was er braucht (verbale Zuwendung, Körperkontakt, Lösemöglichkeit und Weiteres). Der Welpe lernt: Ihre Fürsorge endet nicht auf Sicht.

Schritt 3: Beginnen Sie nun mit dem eigentlichen Trainingsteil. Lassen Sie Ihren Welpen für einen Augenblick allein. Setzen Sie sich zum Beispiel in der Küche einen Kaffee auf und schließen Sie dabei die Tür. Kommentieren Sie Ihr Gehen und Kommen nicht, sondern fahren Sie nahtlos in ihrem Alltag fort. Mit jeder Streichelei und jedem Lob demonstrieren Sie Ihrem Welpen nur, dass Ihr Fortgehen ein besonderes Ereignis ist, auf das es sich zu reagieren lohnt. Dabei ist genau das Gegenteil der Fall: Kurze Sequenzen des Alleinseins gehören selbstverständlich zu Ihrem Alltag dazu.

Schritt 4: Erweitern Sie den Übungsbereich, sobald der Welpe kurze Trennungen durch die Tür toleriert. Verlassen Sie nun auch mal kurz das Haus. Achten Sie darauf, dass er sie weder sehen, riechen noch hören kann. Gehen Sie zum Beispiel kurz ins Gartenhaus. Kehren Sie zunächst nach wenigen Sekunden wieder heim und verzichten auf überschwängliches Lob.

Schritt 5: Steigern Sie das Intervall, wenn Ihr Welpe gelassen darauf reagiert. Tasten Sie sich von Sekunden zu einzelnen Minuten bis hin zu einer halben Stunde vor und ziehen Sie das Training dann in größeren Schritten an.

Schritt 6: Weiten Sie das Training auf andere Bereiche aus, damit Ihr Hund nicht nur im trauten Heim alleine bleiben kann.

Falls Ihr Hund bereits allergisch auf jegliche Vorboten reagiert, die ein Indiz für die baldige Trennung sind (das können das Greifen des Schlüssels oder das Anziehen der Schuhe sein) sollten Sie diese parallel dazu neutralisieren. Ziehen Sie Ihre Schuhe einfach mal an, ohne anschließend rauszugehen. Nehmen Sie den Schlüssel auf und telefonieren Sie dann erst mal mit einem Freund. Die Triggerreize verlieren so allmählich ihre Eigenschaft als sicherer Ausdruck der drohenden Isolation.

Ihre Abwesenheit wird immer ein sensibles Thema sein. Auch gut trainierte Hunde haben mit mehrstündigen Trennungsphasen ein Problem. Die tägliche Trennungssequenz im Rahmen einer Vollzeitbeschäftigung kann das Tierwohl nicht mehr garantieren.

Die Geräuschangst und ihr Wirkungskreis

Angst ist ein kurzweiliges Notprogramm, das den Körper in einen Zustand erhöhter Aufmerksamkeit versetzt. Der Kortisolspiegel steigt an und ermöglicht dem Hund eine schnelle Reaktion. Sobald das Stressproblem gelöst worden ist, findet er in den emotionalen Normbereich zurück.

Dauert die Angst aber an, nimmt sie womöglich einen chronischen Verlauf. Der Umstand wird zur psychopathologischen Phobie.

Das Übermaß an Kortisol verhindert einen ruhigen Schlaf. Der Hund ist erschöpft und körperlich geschwächt. Außerdem ist der Pufferbestand an Kortisol verbraucht, sodass er aufkommenden Stress nicht mehr adäquat bewältigen kann. Je eher die Intervention, desto besser die Aussicht auf einen gesunden Umgang mit dem angstbehafteten Problem.

Die Angst vor Geräuschen (Straßenlärm, Feuerwerk, Naturphänomen) steht im behavioristischen Sinne oft in Einheit mit Auffälligkeiten anderer Art. Dabei hängt die individuelle Angstreaktion mit Faktoren wie der räumlichen Situation, den bereits erlernten

Lösungsstrategien, dem angstauslösendem Reiz und der Wesensstruktur des Hundes zusammen. Meideverhalten, Nervosität, Reizempfindlichkeit, Futterverweigerung, Zerstörungswut, Gebell oder die plötzliche Unsauberkeit können erste Anzeichen sein.
Eine Phobie ist schwerer zu greifen als die bloße Angst, weil der Auslöser nicht immer identifiziert werden kann. Phobien betreffen einen bestimmten Reiz oder einen ausgedehnten Bereich um diesen herum. Beispiel: Die einstige Angst vor einer speziellen Person dehnt sich zuerst auf gleichgeschlechtlichen Personen aus und umfasst später die Menschheit insgesamt. Die Angst hat sich generalisiert. Folge: Der Hund steigert sich in das Problem hinein und die Selbstregulation der organischen Prozesse setzt aus.

Die Auslöser für die Angst sind vielfältig. Ist die Herkunft des Hundes ungeklärt, gelingt die Rekonstruktion des Problems meist nur aufgrund subtiler Andeutungen, die der Hund mit seinem Verhalten trifft. Häufig ist ein traumatisches Erlebnis schuld, das den Hund nachhaltig prägt. Aber auch Zwang und Überforderung sowie die wiederholte und unmittelbare Konfrontation mit dem angstauslösenden Reiz begünstigen die Entwicklung einer Phobie. Ferner festigen das genetische Material, physische und mentale Vorerkrankungen und der falsche Umgang mit dem Hund die Tendenz eines krankhaften Verlaufs.
Vielfach besteht das Gesamtproblem aus einem Konvolut multipler Empfindungen, die negativ miteinander verkettet sind. So leiden Hunde mit einer Geräuschphobie häufig auch an Trennungsangst, wenn der Hund den angstauslösenden Schockmoment im Alleingang erlebt. Das Gefühl, in einer beängstigenden Situation auf sich allein gestellt zu sein (Gewitter oder Wohnungseinbruch in Abwesenheit einer schützenden Person), brennt sich in seine Erinnerungen ein und beeinflusst jeden künftigen Vergleichsmoment.

Hunde, die empfindlich auf Geräusche oder ähnliche Trigger reagieren, reißen sich bei Gelegenheit los und stürzen davon. Neben dem Leidensdruck aufseiten des Tieres gefährdet dessen panische Kurzschlussreaktion das Verkehrsgeschehen und die Gesundheit aller darin inkludierten Personen. Damit aus einer einfachen Angst keine Krankheit wird, muss das Training deshalb frühzeitig beginnen.

Der angstgestörte Hund braucht eine helfende Hand. Der Hund lagert die Stressbewältigung damit gewissermaßen aus. Körperlicher Schutz, ein sicherer Ort oder beruhigender Sozialkontakt – was immer es ist, das dem Hund Unterstützung suggeriert, ist in der Akutsituation von unbeschreiblichem Wert. Strenge und Strafe sind kontraproduktiv. Stattdessen braucht der Hund eine vertrauenswürdige Bezugsperson, die für ihn als Ruhepol fungiert.

Daneben erfordert die Behandlung meist ein umfassendes Konzept, bestehend aus verhaltenstherapeutischen, informatorischen und medizinischen Hilfsmaßnahmen sowie strukturellen Veränderungen im direkten Wohnumfeld.

Das Leinenführigkeitstraining

Der Hund ist ein flexibles Tier und hat über die Jahrtausende immer wieder unter Beweis gestellt, dass er die menschlichen Richtlinien ziemlich gut adaptieren kann. Und zwar selbst dann, wenn sie aus seiner Sicht zu seinem Nachteil sind.

Die Leinenführigkeit stellt für den Hund jedoch eine besondere Herausforderung dar. Das angeleinte Laufen schränkt ihn in vielfacher

Hinsicht ein: Es stört seine Eigenständigkeit, es bremst ihn aus, es minimiert die Reaktionsmöglichkeiten im Falle sozialer Konfrontation, es setzt ihn Ängsten und Gefahren aus und schmälert seine körperbetonte Kommunikation. Die Leine beschneidet den Hund also ganz erheblich in seinem tierischen Naturell. Kein Wunder, dass er sich zunächst einmal dagegen sperrt.

Obgleich der Hund den Nutzen bei alledem meist nicht gleich erkennt, hat die Leine für ihn einen hohen Wert: Sie schützt vor Gefahr und steht für Klarheit und Vertrauen.

So steigen Sie in das Leinentraining ein:

Schritt 1: Vermitteln Sie Ihrem Hund das Gefühl, dass die Leine etwas Schönes ist, indem sie zu einem festen Teil von freudigen Aktivitäten wird. Legen Sie dem Hund die Leine bei Gelegenheiten um, die er positiv verknüpft (zum Beispiel beim Kuscheln und beim Fressen).
Schritt 2: Tauschen Sie Ihr bisheriges Verhalten gegen neue Prinzipien ein. Wenn Ihr Hund nicht an der Leine ziehen soll, muss er lernen, dass es ihm nichts nützt. Geben Sie also nicht klein bei, wenn er an der Leine zerrt (zum Beispiel, weil er an etwas riechen will), sondern warten Sie damit, bis sich der Zug wieder reduziert.
Schritt 3: Damit der Hund den Nutzen der Leine versteht, müssen Sie souverän und entscheidungsfreudig sein. Er muss darauf vertrauen, dass Sie ihn sicher durch den Alltag führen und ihm an Ihrer Seite nichts passieren kann. Lassen Sie deshalb nicht zu, dass der Hund Ihnen den Spaziergang fremd diktiert.
Schritt 4: Gehen Sie auf die Bedürfnisse Ihres Hundes ein, indem Sie nicht auf einer einzigen Gangart beharren. Statt eintönig in dem

Modus "Locker-an-der-Leine-gehen" zu verharren, sollten Sie gelegentlich auch einen schnelleren Laufstil akzeptieren (zum Beispiel "Toben-und-schnüffeln-erlaubt"). Arbeiten Sie dafür Routinen aus – an Ort A muss der Hund immer locker an der Leine gehen, während er an Ort B in den Freilauf wechseln darf, oder üben Sie alternativ dazu ein Signalwort ein, das den Übergang markiert.
Der Spaziergang mutet simpel an, ist in Wirklichkeit aber die halterische Königsdisziplin, weil er den Hund mit ungewohnten Reizen konfrontiert.
Bei jedem Außenkontakt ziehen dabei drei Kräfte ins Gefecht – auf der einen Seite der Instinkt, auf der anderen der tierische Wunsch und als Gegenwert dazu die erzieherische Ambition. Der Hund, der an der Leine zerrt, wird zum Sinnbild für diesen stummen Kampf, der tagtäglich aufs Neue ausgefochten werden will.

Das Zerren ist, wie so vieles darüber hinaus, ein vom Menschen inszeniertes Problem.
Die Einschränkungen im Bewegungsfluss und das Verbot bestimmten Spuren nachzugehen, erfordern von dem Hund eine Menge Disziplin, weil sie den biologischen Gesetzmäßigkeiten entgegenstehen. Die neuronale Verschaltung im Gehirn motiviert den Hund dazu, einer Fährte zu folgen, wenn er einen interessanten Geruch vernimmt, schließlich könnte sie zu einer läufigen Hündin führen und dem Arterhalt zugutekommen. Sie könnte aber auch eine Nahrungsquelle offenlegen und damit dem Überleben dienlich sein. Doch wie so oft müssen Halter und Hund im Konsens agieren, ganz gleich, welche Bewandtnis das tierische Verhalten hat.
Korrekturhalsbänder, der grobe Leinenzug oder das Meiden von Orten, an denen der Hund eine Leine tragen muss, packen das Problem nicht an. Stattdessen fügen sie einen moralischen Konflikt hinzu.
Der spontane Sprint setzt enorme Kräfte frei, die bei einem Ruck am

Hals schwere Schäden an den unteren Atemwegen, an den Wirbeln und der Halsmuskulatur hervorrufen können. Führen Sie Ihren Hund, solange er noch nicht zuverlässig an der lockeren Leine laufen kann, deshalb am besten mit einem passenden Geschirr. Das Hundegeschirr verlagert den Zugpunkt auf den Brustbereich, sodass sich die Energie in einem gestreuten Areal verteilt und nicht punktuell entlädt.

Gesucht wird also ein klares Lösungskonzept. Die Devise: Der Hund darf mit dem Zerren nicht erfolgreich sein.

So gewöhnen Sie Ihrem Hund das Zerren ab (ergänzendes Training zur Einstiegsübung, dort Schritt 2):

Schritt 1: Begeben Sie sich an einen Ort, an dem sie ungestört trainieren können. Für den Anfang reicht ein kleiner Seitenweg in Ihrem Wohngebiet oder eine Abzweigung im Wald.
Schritt 2: Sprechen Sie Ihren Hund an (zum Beispiel mit "Leine") und gehen Sie parallel dazu nach vorn. Belohnen Sie den Hund sofort, wenn er in dem Moment der Ansprache nicht an der Leine zieht.
Schritt 3: Wenden Sie sich von Ihrem Hund ab, sobald er wieder zu zerren beginnt. Kommentieren Sie Ihren Richtungswechsel mit "Leine" und loben Sie erneut, wenn Ihr Hund mit lockerer Leine darauf reagiert. Die Richtungswechsel lassen bei fortgeschrittenem Trainingsstand allmählich nach, sodass Sie über längere Strecken geradeaus gehen können.
Schritt 4: Fügen Sie das neue Signal nun immer ein, wenn Ihr Hund an der lockeren Leine geht. Bald wird er verstehen, dass die Komponenten "Signalwort Leine – sich am Menschen orientieren – Zug reduzieren" lohnenswert sind, weil er dadurch begehrte Ressourcen erwerben kann.
Schritt 5: Trainieren Sie nun auch an einem reizvolleren Ort.

Das Aufmerksamkeitstraining

Häufig gestaltet sich der Spaziergang so: Der Hund läuft in hohem Tempo voraus, der Mensch schlendert gemütlich hinterher. Die Pubertät schiebt diese divergierende Entwicklung noch mal ordentlich an. Grundsätzlich steht die größer werdende Distanz zwischen Mensch und Hund im Zusammenhang mit der gleichsam wachsenden Eigenständigkeit des Tieres. Der Hund traut sich selbst mehr zu, er leidet vielleicht sogar temporär unter hormonellem Größenwahn. Vielleicht hat er auch das Gefühl, vorweggehen zu müssen, weil er seinem Menschen nicht genügend vertraut, oder er ist so in seiner Sinneswelt gefangen, dass er dem akustischen Signal nicht weiter zugänglich ist. Er nimmt es in seinem Erkundungsrausch einfach nicht mehr wahr.

Die Gründe können vielfältig sein. Das Symptom ist aber immer gleich: Der Hund blendet seinen Menschen aus.

Dabei ist das eigentlich gar nicht das, was er selber will. Der Mensch hat für den Hund einen besonders hohen Wert. Er spendet Schutz, führt und lehrt, pflegt und versorgt, spielt und liebkost. Dem Hund liegt viel daran, all das nicht zu verlieren. Diese Trennungsangst konkurriert allerdings mit dem spannenden Unterhaltungsangebot, das die Natur zu bieten hat, und wird leider oft davon verdrängt.

Das Versteckltraining beugt dieser Fehlentwicklung vor. Der Hund soll lernen, dass er Sie verliert, wenn er mit der Aufmerksamkeit woanders ist.

Schritt 1: Das Training beginnt mit der Streckenwahl. Planen Sie die nächsten Spaziergänge so, dass Sie möglichst ungestört dabei sind. Ein abgelegener Weg im Wald ist ideal.
Schritt 2: Gehen Sie wie üblich spazieren, der Hund ist dabei frei. Sobald er sich zu weit entfernt, ducken Sie sich unbeobachtet hinter einen Busch oder stellen sich hinter einen Baum.
Schritt 3: Es kann ein Weilchen vergehen, bis der Hund Ihr Verschwinden bemerkt. Er wird sich umschauen und versuchen, Sie zu finden. Wenn ihm das nicht gelingt, wird er nervös.
Schritt 4: Reizen Sie diesen Effekt nicht vollständig aus. Je ängstlicher der Hund auf Ihre Abwesenheit reagiert, desto eher sollte der Schreck zu einem Ende kommen. Machen Sie ein verräterisches Geräusch und treten Sie aus Ihrem Versteck hervor.
Schritt 5: Reagieren Sie mit einem lobenden Wort.
Schritt 6: Führen Sie den Spaziergang fort.
Schritt 7: Bauen Sie das Training allmählich aus.
Versuchen Sie möglichst intransparent zu sein und wechseln Sie in der Frequenz: Verstecken Sie sich zwischendurch gleich zu Beginn, mal zum Schluss und verzichten Sie auch mal ganz darauf. Wechseln Sie den Ort, variieren Sie die Versteckschwierigkeit oder arbeiten Sie mit einer Hilfsperson, die für gezielte Ablenkung sorgt.

Das Versteckspiel zielt darauf dass der Hund mit seiner Aufmerksamkeit bei Ihnen ist. Die Vorteile dieser Trainingsform liegen zum einen in der Förderung von Aufmerksamkeit und Konzentration. Zum anderen darin, dass der Hund seine Sinne so zielbewusst auf die Suche zentralisieren muss, dass er zur gleichen Zeit keine andere Spur verfolgen kann. Das schult seine Wahrnehmung in einem humanakzeptablen Bereich und stärkt unterdes auch seinen Orientierungssinn.
Diese Doppelkompetenz ist ein sichereres Fundament, auf das er sich nicht nur im Spiel berufen kann, sondern auch dann, wenn er mal in

Not gerät (zum Beispiel durch Entlaufen oder sonstiges Abhandenkommen).
Ferner ist es ein spannendes Beschäftigungsmodell, das bei Gefallen auch professionalisiert werden kann (Mantrailing).

Dazu gibt es eine Übungsmodifikation, die das Gleiche bezweckt: der Richtungswechsel bei großer Distanz.

Schritt 1: Abermals beginnt das Training mit der Streckenwahl. Planen Sie die nächsten Spaziergänge so, dass Sie möglichst ungestört dabei sind.
Schritt 2: Gehen Sie wie üblich spazieren, der Hund ist dabei frei.
Schritt 3: Kehren Sie auf dem Absatz um, sobald er sich zu weit von Ihnen entfernt.
Schritt 4: Bleiben Sie stehen, wenn der Hund aus Ihrem Blickfeld gerät und rufen Sie nach ihm, kurz bevor Sie den auditiven Kontakt zu ihm verlieren.
Schritt 5: Reagieren Sie mit einem verbalen Lob, wenn er wieder zu Ihnen aufgeschlossen hat und setzen Sie Ihren Spaziergang fort.
Schritt 6: Wechseln Sie die Richtung abermals, sobald er sich zu weit entfernt.

Diese Abwandlung des Versteckspiels eignet sich besonders für Strecken, die der Hund schon auswendig kennt. Routen dieser Art laden zu Ausflügen im Alleingang ein, weil sie für den Hund berechenbar geworden sind.

Adäquates Verhalten unterwegs

Impulsive Hunde können sehr aufbrausend sein. Besonders dann, wenn sie in freudiger Erwartung auf ein anstehendes Ereignis sind.

Gerade beim gemeinsamen Sport (zum Beispiel beim Dauerlauf oder beim Laufen am Rad) entlädt sich die aufgestaute Energie in einem hysterischen Rausch, welcher oft schon mit dem Griff zum Schlüsselbund beginnt.
Der Hund erkennt den Schlüssel als Vorbote der folgenden Aktion und pusht sich in ein ekstatisches Gefühl (siehe auch Ausführungen zur Trennungsangst). Völlig überspannt braust er zur Tür hinaus. In seiner ungehemmten Euphorie ist er kaum noch zu kontrollieren.

Der griffige Erstehilfeplan im Umgang mit einem stürmischen Hund:

1) Hindern Sie Ihren Hund mit einer Leine daran, dass er sich durch hektische Bewegungen weiter stimuliert.
2) Achten Sie darauf, dass Ihr Hund nicht losstürmen kann. Halten Sie die Leine anfangs kurz und geben Sie nur ganz allmählich nach, bis Ihr Hund am Ende die Bewegungsfreiheit hat, die er für den Ausflug braucht.
3) Verbessern Sie die Leinenführigkeit, damit Ihr Hund nicht mehr so zieht.
4) Manche Hunde hören selbst bei gutem Training nicht zu ziehen auf. Lassen Sie das Zerren in diesem Fall zu. Fangen Sie aber die Geschwindigkeit des Hundes ab, indem Sie sich standhaft dagegenstellen.
5) Wenn Ihr Hund bereits nervös auf das Schuhebinden und Geklapper mit dem Schlüssel reagiert, können Sie diese Reize neutralisieren. Entkoppeln Sie den Zusammenhang, indem der Vorgang (Jacke anziehen oder Schuhe schnüren) zur Gewohnheit wird, ohne dass das erwartete Geschehnis (Joggen/Radfahren) darauf folgt.
6) Ziehen Sie Jacke und Schuhe wieder aus/brechen Sie den Spaziergang ab, sobald der Hund hysterisch wird. Fahren Sie fort, sobald er sich beherrscht.

7) Setzen Sie auf lange Distanz bei gemäßigtem Leistungsniveau statt auf einen schweißtreibenden Kurzstreckenlauf, denn: Bei einem kurzen und intensiven Leistungshoch ist der Hund kaum noch ansprechbar, weil ihn das Dopamin in einen wahnähnlichen Zustand versetzt.
8) Beschäftigen Sie Ihren Hund mit Nasenarbeit. Im Galopp wird das nicht gehen, weshalb er die Geschwindigkeit notgedrungen reduzieren muss. Er lernt dadurch, offen für Eindrücke zu sein, die ihn sonst nicht interessieren, weil er sie im schnellen Lauf nicht registriert.
9) Trainieren Sie mit Ihrem Hund im Intervall. Tauschen Sie die kontrollierten Spaziergänge von Zeit zu Zeit gegen wilde Spielsequenzen ein, zum Beispiel auf einer Tobewiese im Stadtpark oder im Hundeverein.

Aber auch ohne sportliches Event neigen einige Hunde zum Spurt. Das langsame Gehen fällt ihnen schwer. Sie laufen lieber ungezügelt davon. Sobald die Leine geöffnet wird, geraten sie in einen regelrechten Bewegungsexzess hinein, der im Beisein anderer Hunde auf diese überspringen kann.

Bremsen Sie Ihren Hund mithilfe der Schleppleine aus:

Schritt 1: Schraubt der Hund das Tempo hoch, rufen Sie ihn zur Verlangsamung auf. Nutzen Sie dazu ein einprägsames Wort (zum Beispiel "Langsam").
Schritt 2: Loben Sie Ihren Hund verbal, wenn er die Geschwindigkeit reduziert. Bleiben Sie alternativ dazu stehen, wenn er in seiner Hast verbleibt.
Schritt 3: Sobald die Leine locker hängt und der Hund wieder nach Ihnen schaut, können Sie weitergehen.

Schritt 4: Wenn Sie im Training fortgeschritten sind, können Sie Ihrem Hund freie Bewegungszeiten gönnen. Zu diesem Zweck nehmen Sie die Schleppleine ab. Fordern Sie das "Langsam" trotz Freilauf ein, wenn Ihr Hund an Fahrt gewinnt.

Den Grund, dass der Hund die Welt lieber im Alleingang entdeckt, teilen sich Halter und Natur:

Die Natur gibt so viel Spannendes her, dass der Hund alleine prima unterhalten ist. Gerüche, Geräusche, Bewegungen – und mit jedem Schritt nach vorn kommt Weiteres hinzu.
Der Mensch hingegen bietet allzu oft nur wenig an, was den Hund tatsächlich interessiert. Indem er die Interessen seines Hundes verkennt, drängt er ihn zur Unabhängigkeit.

Finden Sie die Vorlieben Ihres Hundes heraus und gehen Sie vermehrt auf seine Talente ein. Reichern Sie die gemeinsamen Spaziergänge mit unterhaltsamen Einschüben an (zum Beispiel mit einem Lauf- oder Suchspiel). Der Hund soll lernen, dass es bei Ihnen aufregend ist und sich das Dableiben lohnt.

Je selbstbestimmter der Hund agiert, desto weniger richtet er sein Handeln nach Ihren Vorstellungen aus. Gerade in der Adoleszenz braucht der Hund jemanden, der ihn dirigiert, weil sein genetisches Entwicklungsprogramm ihn zu eigenständigen Handlungen motiviert. Je nach Veranlagung ist die Tendenz zur Unabhängigkeit bei einigen Hunderassen (unter ihnen der Dackel, der Jack Russel Terrier, der Afghane und der Beagle) sehr präsent.

Festigen Sie die Bindung zu Ihrem Hund. Seien Sie in Ihrem Handeln klar und setzen Sie Verbote durch. Demonstrieren Sie

Entscheidungskompetenz, Rückhalt und Beständigkeit, damit er sich nicht (weiter) von Ihnen emanzipiert.

Üben Sie daneben den sicheren Rückruf ein:

Schritt 1: Hocken Sie sich hin und machen Sie ein ansprechendes Geräusch, von dem sich Ihr Hund angezogen fühlt.
Schritt 2: Ihr Hund kommt neugierig auf Sie zu.
Schritt 3: Loben Sie Ihren Hund verbal mit "Komm", wenn er in unmittelbarer Nähe ist und belohnen Sie ihn bei Ankunft mit einer tollen Leckerei.
Schritt 4: Gehen Sie bei der Übung zunehmend auf Distanz. Ziel soll sein, dass Sie Ihren Hund aus der Ferne abrufen können. Zunächst auf reizarmen Terrain und später unter in voller Aktion.

Statt dem gesprochenen "Komm" oder "Hier" können Sie den Rückruf auch mit einer Pfeife trainieren. Der Vorteil daran ist die emotionale Neutralität, also der immer gleiche Klang und die Hörbarkeit auf weite Distanz.
Planen Sie auch Ihren Partner oder einen möglichen Hundesitter ein: Dieser braucht ein zweites Exemplar, das genauso klingt, wie das Original. Legen Sie sich am besten einen ganz Satz an Wechselpfeifen zu. So können Sie die Pfeifen strategisch positionieren (zum Beispiel in der Hand- oder Jackentasche und am Schlüsselbund), sodass immer eine greifbar ist.

Begegnungen mit einem anderen Hund

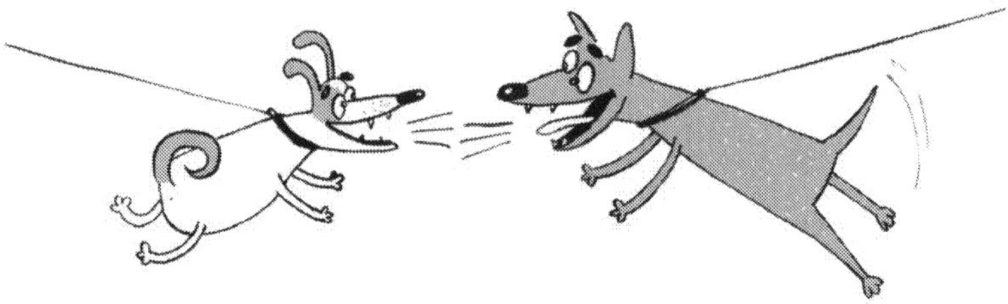

Leinenaggression

Das Problem der Leinenaggression ist vielen Hundehaltern wohlbekannt. Oft stellt es sich im pubertären Alter ein. Hunde mit einer ausgeprägten Leinenaggression blenden ihre Umwelt, inklusive Halter, aus. Das Problem ist neurologischer Natur. Der Zugriff auf kognitive Fähigkeiten, wie das konstruktive Lösen eines Problems, ist temporär versperrt. Stattdessen passt das limbische System die Reaktionen des Hundes eigenmächtig an die situativen Gegebenheiten an.

Das Standardszenario verläuft in etwa so: Der Spaziergang zu zweit ist von latentem Stress geprägt, auch in der Zeit allein. Bei der Zusammenkunft mit einem zweiten Hund spitzt sich die unterschwellige Anspannung merklich zu. Der Mensch verspürt eine emotionale Komposition aus Angst, Wut, Überforderung und Frustration. Diese emotionale Energie überträgt sich auf den Hund, der seinerseits mit expressiven Gefühlswallungen darauf reagiert.

Ein Halter, der sich nicht anders zu helfen weiß, strukturiert seinen Alltag daraufhin um. Er taktet die Gassirunde so, dass es nicht mehr

zu Konfrontationen kommt und bewegt sich am liebsten an einem einsamen Ort.
Das Meideverhalten verhindert zwar den leidigen Konflikt, es löst aber nicht das ursächliche Problem.

Als Ursachen kommen verschiedene Auslöser in Betracht. Zu ihnen zählen der Mangel an Frustrationstoleranz, die Über- und Unterforderung oder prägende Erfahrungen in der Vergangenheit.
Doch häufig ist die Leinenaggression ein kommunikatives Problem.

Die Leine hindert den Hund an seiner physischen Expression. Statt den anderen Hund aus der Ferne zu inspizieren, hält ihn die Leine auf kurzer Distanz und statt bei instinktiver Antisympathie ausweichen zu können, kommt es zur Interaktion. Nicht selten sogar aus unterlegener Position, wenn der Hund von seinem Halter kurz gegriffen und in den "Sitz" gezwungen wird. Spannungslindernde Lösungsmuster, wie das Beschwichtigen oder die Aufforderung zum Spiel, fallen unter Leinenzug weg.

Kommen dann noch menschliches Gebrüll und der schmerzhafte Leinenruck hinzu, entwickelt sich im Hund ein negatives Grundgefühl, dem er hilflos unterworfen ist.

Weil die Zwangslage die artgerechte Kommunikation derart dezimiert, ist einzig wirkungsvoll die Aggression, denn sie schafft Distanz.

Bei der Leinenaggression können Sie zwischen verschiedenen Ansätzen wählen.

Option 1 – Gegenkonditionierung und Generalisierung ohne Clicker:

Verknüpfen Sie den entgegenkommenden Hund mit gutem Geschmack. Halten Sie dazu immer ein Leckerchen griffbereit, das Sie Ihrem Hund geben, sobald ein zweiter Hund ins Sichtfenster tritt. Ihr Hund wird dadurch gegenkonditioniert. Ein fremder Hund wird mit der Zeit zum Signal für das Leckerli. Sobald Ihr Hund den Zusammenhang begriffen hat, wird er den vorüberziehenden Hund ignorieren. Stattdessen holt er sich den Futtersnack bei Ihnen ab.
Falls Ihr Hund so hitzig auf fremde Hunde reagiert, dass er auch durch Futter nicht von seinen Drohgebärden abzubringen ist, sollten Sie das Training auf große Distanz beginnen und diese in kleinen Etappen reduzieren.

Option 1 A – Gegenkonditionierung und Generalisierung mit Clicker:

Gehen Sie vor wie in der ersten Alternative beschrieben. Clicken Sie aber jedes Mal, wenn Ihr Hund seinen Artgenossen visuell erfasst. Teilen Sie im Anschluss daran das Leckerchen aus.

Übungshinweis: Ignorieren Sie Ihren Hund, falls er offensiv reagiert. Geben Sie ihm Zeit, sich abzureagieren und loben Sie ihn in dem Moment verbal, indem die Leine wieder locker hängt.

Die Futterversion ist ein nützlicher Trick und hilft sofort. Sie lenkt das Interesse des Hundes auf das Leckerchen um und vermittelt ihm ein wohliges Gefühl, das spannungslindernd wirkt. Sie lehrt ihn aber nicht, wie man sich beim Anblick eines anderen Hundes verhält. Der Futtertrick ist damit zwar ein ausweichendes Sofortkonzept, das aber noch durch Übungen im Nahkontakt komplettiert werden muss.

Alternativ dazu können Sie die Sinneswahrnehmung Ihres Hundes mit einem zu apportierenden Gegenstand, einer Aufgabe oder einem Spiel derart umdirigieren, dass ein anderes Thema als der kritische Reiz, in diesem Fall der näherkommende Hund, in den Mittelpunkt gerät.

Übungsergänzendes Leinenmanagement

Die Leine ist eine weitere Option, die zwar nicht die Ursache bekämpft, wohl aber den Hergang im Gesamten dämpfen kann. Durch den eingeschränkten Bewegungsradius kann der Hund nämlich nicht ins Tempo gehen. Das schützt ihn vor übersteigerter Emotion. Der Sprint zum Artgenossen hin würde den Hund im Freilauf zusätzlich stimulieren, sodass die Begegnung schon mit hitzigem Gehabe beginnt.

Ziel der Direktmaßnahme soll sein, dass Ihr Hund seine Aufmerksamkeit auf einen von Ihnen inszenierten Tätigkeitsbereich lenken kann und sich gleichzeitig an die Gegenwart seines Artgenossen gewöhnt, ohne ihn unnötig zu attackieren. Die Leine soll schlussendlich nicht mehr unter Spannung stehen. Sie halten nicht mehr mit voller Kraft dagegen an, der Hund stabilisiert sich stattdessen selbst.
Wenn alles gut funktioniert und beide Hunde mit Bedacht agieren, können Sie gemeinsam zur Begrüßung übergehen und beim Harmonieren auch ins Spiel.

Frenetische Begrüßungen

Allerdings ist die Begrüßungsphase ein sensibler Moment, der sich explosiv entladen kann, wenn einer der Hunde übertrieben und suppressiv reagiert. Manche Hunde steigern sich durch hemmungslosen Körperkontakt (zum Beispiel Lefzenlecken und Dominanzverhalten) in eine Hyperbegrüßung hinein, sodass es beim Gegenüber aufgrund extremer Bedrängnis zum Gegenschlag kommt. Driftet das Begrüßungsverhalten Ihres/des anderen Hundes ins Maßlose ab, müssen Sie intervenieren.

Diese Übung hilft Ihnen in einer überschwänglichen Begrüßungssituation, in welcher Ihr Hund der Unterlegene ist:

Schritt 1: Bereiten Sie das Training vor. Legen Sie Ihrem Hund ein passendes Geschirr an und organisieren Sie ein Partnerteam, das Ihnen beim Üben hilft. Hund und Mensch sollten ausgeglichen sein und gelassen auf Begegnungen reagieren.
Schritt 2: Gehen Sie auf das Trainingspärchen zu. Lenken Sie die Aufmerksamkeit Ihres Hundes gelegentlich auf sich, indem Sie Ihren Hund beim Namen nennen. Loben Sie ihn bei Blickkontakt.
Schritt 3: Halten Sie Ihren Hund am Geschirr in einer aufrechten Position, damit er sich nicht sofort unterwerfen kann. Strahlen Sie Besonnenheit aus und halten Sie Ihre Stimme über die ganze Zeit in einem ruhigen Ton. Loben Sie Ihren Hund, wenn er gleichmütig reagiert und treten Sie den Rückzug an, wenn er durch den Kontakt in offensichtliche Überanstrengung gerät.

Schritt 4: Wiederholen Sie die Konfrontation so lange, bis die Überlastung einem Desinteresse weicht und loben Sie, wie gehabt, verbal.

Trainingstipps für den springenden Hund

Hunde reagieren auf die Heimkehr ihres Menschen oft mit grenzenloser Emotion. Sie sind außer sich und springen ihren Halter an. Dieser teilt die Wiedersehensfreude zwar, wünscht sich aber dennoch mehr Disziplin und sei es nur aus dem sachlichen Aspekt, dass die Kleidung dabei schnell Schaden nimmt.
Der Wunsch nach einem kultivierten Empfang wird umso dringlicher, wenn Besuch ansteht, denn er soll schließlich keine Angst bekommen.

Je nachdem, aus welchem Grund der Hund einen Menschen bespringt, fällt die Herangehensweise anders aus:
Manche Hunde kommunizieren über den Gruß ihre Unterlegenheit. Sie besänftigen das Rangoberhaupt in unterwürfiger Positur: Rute und Ohren hängen herab, der Blick wandert fort und die Zunge schleckt wild durch das Gesicht.
Liegt die Ursache in einem Beschwichtigungsproblem, sollten Sie Ihren Hund nicht weiter degradieren. Vermeiden Sie Bewegungen, die verunsichernd sind.
Steigert er sich zu sehr in die Begrüßung hinein, ignorieren Sie ihn, bis sich der Rausch von selbst wieder legt.

Wenn der Hund die stürmische Begrüßung dazu nutzt, um Sie in Ihrem Verhalten zu korrigieren, erkennen Sie das an einem kraftvollen Tritt in Richtung Rumpf.
Er respektiert Sie nicht als Hauptfigur. Arbeiten Sie deshalb vorrangig an der Bindung zu Ihrem Hund. Zeigen Sie ihm, dass er Ihnen

vertrauen kann, indem Sie verantwortungsvoll und systematisch bestimmen, wie der Alltag zu verlaufen hat. Greifen Sie bei der Begrüßung spürbar ein und halten Sie ihn auf Distanz.

Sie können Ihren Hund auch ignorieren. Ihr Desinteresse fühlt sich für den Hund wie eine Niederlage an, ein Zustand, den er in seinem Streben nach Erfolg nur allzu gern umgehen will. Folglich bemüht er sich nun wieder mehr.

Wenn Ihr Hund dazu neigt, entgegenkommende Menschen anzuspringen, können Sie die Leine mit dem Fuß blockieren. Dadurch kann er zwar noch stehen, springen kann er aber nicht.
Halten Sie sich alternativ dazu an das erprobte Konzept der gegensätzlichen Tätigkeit. Fordern Sie Ihren Hund mit einem Signal zu einer Handlung auf, die er springend nicht verüben kann. Motivieren Sie ihn mit einem begehrten Leckerli dazu, Ihr Kommando auszuführen. Während die erste Variante das bekannte Prinzip des Lernens am Erfolg beschreibt, basiert die zweite auf einer Verbindung aus der Ressourcenwertigkeit und einer erlernten Alternativreaktion.

Hunde, die ihren Halter bei der Heimkehr korrigieren, neigen auch gegenüber Drittpersonen dazu. Sie teilen dem Besucher einen räumlichen Bewegungsradius zu, außerhalb dessen er durch den Hund gemaßregelt wird. Dahinter steht eine Verteidigungsintention, für die der Hund die Verantwortung übernehmen muss, weil diese bei seinem Halter fehlt.

Signalisieren Sie Ihrem Hund ganz bewusst, dass Sie eigenständig sind. Am besten gelingt Ihnen das, indem die Organisation des Gesamtgeschehens bei Ihnen liegt. Sie legen fest, wann was passiert und erteilen entsprechende Anweisungen dazu. Natürlich sollten Sie Ihrem Hund auch Freiräume zugestehen, aber den Rahmen bestimmen Sie dabei selbst. Sobald der Hund an Ihre Führungsqualitäten glaubt, wird er auch darauf vertrauen, dass sie die Anwesenheit einer anderen Person selbstbestimmt bewältigen können. In der Folge greift er weniger kontrollierend ein.

Wenn Ihr Hund empfindlich auf das Klingeln reagiert, gehen Sie ein wenig anders vor:

Schritt 1: Richten Sie dem Hund eine Ruhezone ein. Trainieren Sie Ihrem Hund die Nutzung dieses Ortes an – zu Beginn ablenkungsfrei.
Schritt 2: Sobald es klingelt, wird der Hund in die Ruhezone geschickt und dort von Ihnen belohnt. Geben Sie die Wohnung anschließend wieder frei. Wichtig: In dieser Teileinheit bleibt der Gast noch vor der Tür! Wiederholen Sie die Übung so lange, bis Ihr Hund nicht mehr emotionsgeladen auf das Klingeln reagiert.
Schritt 3: Fixieren Sie Ihren Hund an seinem Platz und bitten Sie den Besuch herein. Der Aufenthalt ist anfangs noch sehr kurz und dehnt sich zunehmend zeitlich aus.
Schritt 4: Binden Sie Ihren Hund los oder öffnen Sie die Tür seiner Box, sobald er die Anwesenheit des Gastes entspannt ertragen kann.

Falls Ihr autoritäres Auftreten keine ausreichende Wirkung zeigt, demonstrieren Sie Ihre Durchsetzungskraft an einem Verwandten oder Freund. Bitten Sie ihn im Beisein des Hundes herein und fordern Sie ihn mit einem klaren "Sitz" zum Niedersetzen auf. Ihr Gast setzt das Kommando sogleich gehorsam um - für Ihren Hund der eindrückliche Beweis, dass Sie als Befehlshaber geeignet sind.
Legen Sie Ihrem Hund einen Maulkorb an, wenn Sie nicht sicher einschätzen können, ob er beißt.

Gehen Sie dafür folgendermaßen vor:

Schritt 1: Kaufen Sie ein passendes Produkt, das angenehm sitzt und aus dem der Hund sich nicht befreien kann.
Schritt 2: Platzieren Sie eine kleine Leckerei im Inneren davon, die der Hund herausnehmen darf.
Schritt 3: Ergänzen Sie Schritt 2, indem Sie den Hund an einer Paste lecken lassen, die Sie von außen so platzieren, dass er sie durch die Öffnungen erreichen kann. Er bleibt dadurch länger mit dem Gesicht im Maulkorb und verbindet diesen mit einer angenehmen Impression. Nehmen Sie die Tube mit einem Signal Ihrer Wahl wieder fort.
Schritt 4: Verschließen Sie den Maulkorb für kurze Zeit, wenn das Training zur Gewohnheit geworden ist. Zögern Sie das Öffnen immer weiter hinaus.
Schritt 5: Legen Sie den Maulkorb nun in unterschiedlichen Situationen an (während des Trainings, beim Streicheln, im Spiel und auch mal ohne gesonderte Aktivität). Beenden Sie die Tragezeit mit Ihrem neuen Signal.

Ergänzung zur Klingelübung, dort Schritt 1 – so gewöhnen Sie den Hund an seine Ruhebox (alternativ an eine Decke oder einen Korb):

Schritt 1: Verknüpfen Sie die Box mit einem guten Gefühl. Werfen Sie ein Leckerchen hinein, das der Hund sogleich herausnehmen darf.
Schritt 2: Werfen Sie beim nächsten Versuch mehrere kleine Leckerchen zugleich, sodass der Hund etwas länger in der Box verweilen muss.

Schritt 3: Wiederholen Sie den zweiten Übungsschritt. Schließen Sie nun während der Zeit, in der er frisst, die Tür. Bleiben Sie aber dabei und öffnen Sie ihm, sobald er wieder hinausgehen will. Studieren Sie Schritt 1, 2 und 3 sorgfältig ein und fahren Sie erst mit der nächsten Übung fort, wenn Ihr Hund affirmativ auf die Box reagiert.

Schritt 4: Steigern Sie die Schwierigkeit: Nehmen Sie Ihrem Hund die Kauartikel ab, wenn er die Box damit verlassen will. Die schönen Dinge gibt es ab jetzt nur noch an seinem Ruheort. Schließen Sie die Tür während er frisst und allmählich auch darüber hinaus. Bleiben Sie anfangs noch dabei und verlassen Sie zu guter Letzt den Raum. Dehnen Sie die zeitlichen Abstände kleinschrittig aus. Ihr Trainingsziel ist ein ausgeglichener Hund, der auch ohne Beschäftigung in der Box verharren kann.

KAPITEL 6: Spezialtraining – Impulskontrolle und Antijagd-Konditionierung

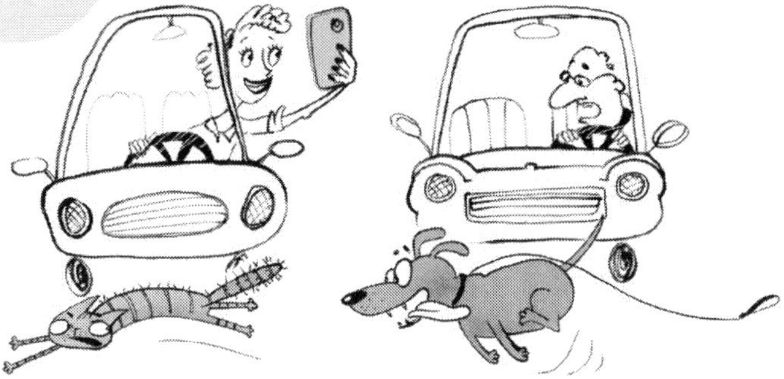

Impulsives Jagdverhalten – Problembeschreibung

Der Jagdrausch ist ein jahrtausendealter Überlebenstrieb, der heute das genaue Gegenteil erzielt.

Jagdausflüge sind geächtet, gefährlich und unangenehm. Die potenziellen Gefahren bleiben nicht in der Natur, sondern schließen materiellen und Personenschaden mit ein. Außerdem greifen sie das beiderseitige Vertrauen an. Auch das allgemeine Sicherheitsgefühl lässt nach, schließlich muss der Mensch für das Verhalten seines Hundes geradestehen.

Der Hund, sein Mensch und jeder andere auch, befinden sich durch das instinktgesteuerte Tier in potenziell tödlicher Gefahr. Hunderassen, die ursprünglich für die Jagd selektiert und gezüchtet worden sind, heutzutage aber als arbeitslose Familienhunde fungieren, sind bei alltäglichen Dingen eine besondere Herausforderung. Ist der Jagdtrieb erst einmal aktiviert, sind Beagle, Dackel, Basset und Co. kaum noch zu kontrollieren. Binnen eines Augenblicks gerät die Verbalerziehung in den Hintergrund, ganz gleich, wie gut der Rückruf im Training eigentlich funktioniert.

Das hat mit einer bösen Absicht nichts zu tun, sondern ist hormonbedingt. Der Jagdausflug löst einen Endorphinschub aus und entfaltet einen erfolgsunabhängigen, selbstbelohnenden Effekt. Das dabei erlebte Glücksgefühl wirkt so stark auf das Belohnungssystem des Hundes ein, dass er nach kontinuierlicher Wiederholung strebt.

Die theoretische Lösung des Problems, dem Hund sämtliche Jagderlebnisse zu ersparen, weil er schließlich nichts verlangen kann, das er gar nicht kennt, ist in der Praxis kaum anwendbar: Ein unbeobachteter Moment (der Hund ist im Garten kurz allein) und ein ungebetener Gast (zum Beispiel eine kleine Maus), schon ist es um ihn geschehen.

Übrig bleiben zwei weitere Strategien: ein komplexes Trainingsprogramm und die Schleppleine als Ultima Ratio.

Die zweite Lösung ist allerdings keine dauerhafte Option. Zum einen, weil sie die Ursache umgeht, zum anderen aufgrund der ungünstigen Kräfterelation: Ein heißblütiger Hund kann innerhalb eines Augenblicks enorme Kräfte mobilisieren. Er reißt sich dann, trotz Leine, einfach los. Die Leine kann das Training also nicht umgehen, sie rundet es aber ab.

Vor diesem Hintergrund erschließt sich die Notwendigkeit der soliden Intervention.

Früh übt sich

In einem Alter von sechs Monaten tasten sich die Hunde allmählich an ihr Jagdpotenzial heran. Je nach Rasse fällt das Aufbegehren entweder deutlich ins Gewicht (zum Beispiel beim Basset, Beagle und Weimaraner = sogenannte Jagdgebrauchshunde) oder eher milde aus (Familienhunde). Sie sollten sich vor dem Kauf über den Rasseschwerpunkt informieren, damit Sie den Förderaufwand grob einschätzen und zweckdienlich ausrichten können. Allerdings wirken weitere Faktoren wie das bisherige Zuchtgeschehen, der erziehungsbedingte Support und die individuelle Persönlichkeit auf die Intensität und Frequenz der Verhaltensausbrüche ein. Deshalb kann es selbst nach sorgfältiger Rassewahl zu ungeahnten Überraschungen kommen.

Die Fähigkeit zu jagen ist genetisch von Anfang an da. Der junge Hund übt die unkoordinierten Bewegungsmuster zunächst im Spiel. Erst durch Außenstimulation erscheinen sie in einem übergeordneten Zusammenhang.

Spätestens wenn Sie meinen, charakteristische Neigungen zu sehen und sich die einzelnen Jagdsequenzen immer deutlicher herauskristallisieren, sollten Sie Ihren Hund mit einer kontrollierten Alternative beschäftigen.

Die kontrollierte Jagd – Skizzierung der Diskussion

Das Jagdverhalten des Hundes wird im Alltag schnell zum Problem. Es wird in belebten Gegenden zur akuten Lebensgefahr, ist ein gesellschaftliches Ärgernis und reibt den Hundehalter nervlich auf. Schwierig wird es vor allem dann, wenn das auslösende Ereignis auf alltägliche Lebensbereiche übergreift, wenn der Hund also auf alles reagiert, was sich schnell bewegt, anstatt sich nur auf wild lebende Beutetiere zu fokussieren.

Wenn der Hund partout nicht von seiner Jagdlaune abzubringen ist (zum Beispiel aufgrund genetischer Prädisposition oder weil er bereits lohnenswerte Jagderfahrungen gesammelt hat), braucht er einen adäquaten, kontrollierbaren Jagdersatz.

Die kontrollierte Jagd wird unter Hundehaltern jedoch sehr kontrovers diskutiert. Auch Forscher, Förster, Berufsjäger und Co. tauschen sich in einem lebhaften Diskurs über die Thematik aus.

Meinungsübersicht

Tragende Argumente – Für

- Ein Hund mit jagdlichen Interessen wird diese auch mit gutem Training nicht verlieren, allenfalls ruhen sie im Stand-by. Die geeignete Ersatzbefriedigung bietet im Gegensatz zum unkontrollierten Jagdgeschehen aber immerhin eine Steuerungsoption.
- Im Direktvergleich mit der erwarteten Ressource (dem Jagen) ist jede andere Ressource schwach. Hängt die Erlaubnis zur Jagd von Regeln ab, hat der Hund ein starkes Interesse daran, diese zu erfüllen. Die Arbeit mit der Wunschressource macht ihn also umgänglich und ansprechbar. Das kann dem Menschen zugutekommen, weil es die Hörigkeit des Hundes stärkt. Schließlich ist

der zuverlässige Abruf ja die Grundvoraussetzung dafür, dass der Hund überhaupt – in welcher Form auch immer – jagen darf.

- Mit einer artgerechten Alternativbeschäftigung lenken Sie die problematischen Verhaltensweisen vom lebenden Tier auf einen unbelebten Gegenstand um. Der Hund kann lernen, diese Veränderung zu akzeptieren.

Tragende Argumente – Wider

- Das kontrollierte Jagen gerät aber auch schnell in einen Grenzbereich, in dem es nicht mehr zielführend ist. Das betrifft zum Beispiel die Arbeit mit einem jungen Hund, der dadurch seine Neugier an einzelnen Jagdtechniken entdeckt. Das Beschäftigungsmodell empfiehlt sich nur für einen Hund mit starker intrinsischer Jagdmotivation, weil er den Jagdersatzmoment nur dann auch tatsächlich als hochwertige Belohnung identifiziert.
- Wer den Weg des kontrollierten Jagens geht, trägt die volle Verantwortung dafür, dass weder Hund, Mensch noch ein wildes Tier dabei zu Schaden kommen kann. Dementsprechend sind die Rahmenbedingungen zu wählen.
- Auch mit dem besten Training gibt es keine Garantie, dass es nicht doch gelegentlich zu Ausfallerscheinungen kommt. Vor allem unter veränderten Bedingungen (zum Beispiel spazieren an einem anderen Ort oder Konfrontation mit einem neuartigen Beutetier) gibt es keinerlei Gewähr, dass der Hund dem Jagdreiz widersteht.
- Im Antijagdtraining fließen Sachkenntnis und praktische Erziehung zusammen. Wissensmängel können tückisch sein, denn: Entscheidungsfehler sind kontraproduktiv und bergen die Gefahr,

den Hund versehentlich zur Jagd zu motivieren (zum Beispiel wenn die Bewegung die Jagdlust erst richtig entfacht).

Antijagdtraining – die wesentlichen Prinzipien

Ein gutes Antijagdtraining muss umfassend sein, weil in der Jagdsituation viele Dinge parallel passieren, die in der Gesamtheit dazu führen, dass der Impuls so schwer zu kontrollieren ist.

Symptomverbesserung – sofort wirksame Handlungsstrategien für den jagenden Hund:

1. Schauen Sie sich das Jagdverhalten Ihres Hundes an. Achten Sie besonders darauf, wie und wann die Jagd bei ihm beginnt. Welche Position nimmt er ein, wenn er Beute registriert und in welchem Moment setzt er ihr nach? Wenn es Ihnen gelingt, den subtilen Verhaltensumbruch zu bestimmen, können Sie das Jagdbegehren Ihres Hundes noch rechtzeitig regulieren.
2. Nutzen Sie die Schleppleine zur Sicherung, wenn der Hund in seinem Verhalten schon sehr festgefahren ist und beim Jagen nicht mehr auf Sie hört. Trainieren Sie parallel dazu aber auch alternative Verhaltensweisen ein.
3. Grenzen Sie das Jagdverhalten faktisch ein, wenn es akut gefährlich ist. Gehen Sie vorerst in entlegenen Gebieten spazieren, an denen es mit einer großen Wahrscheinlichkeit nicht zu einem Wildwechsel kommt. So vermeiden Sie den triggernden Kick, der durch die Jagd entsteht und gehen Kollisionsgefahren aus dem Weg.

4. Arbeiten Sie primär an dem problematischen Jagdelement und stellen Sie andere Impulsarbeiten vorerst hinten an, denn: Jede Impulsübung stellt den Hund vor ein Frustrationsproblem. Die einzelnen Enttäuschungen summieren sich im Laufe des Tages auf. Schaffen Sie neben der unbehaglichen Impulsarbeit unbedingt eine angenehme Gegenemotion.

Mit dem richtigen Management bekommen Sie Ihren Hund zwar de facto in den Griff, Sie gehen aber nicht auf die Ursachen ein. Eröffnen Sie deshalb eine zweite Erziehungsebene und arbeiten Sie direkt am Motiv.

Ursachenbekämpfung – folgende Elemente helfen Ihnen dabei, Ihren jagdinteressierten Hund zu kontrollieren:

Diagnostische Evaluation

Stellen Sie die Verhaltensauffälligkeit Ihres Hundes in einen Gesamtzusammenhang. Durchforsten Sie Ihren Alltag nach Informationen, die mit dem störenden Verhalten in Verbindung stehen. Gehen Sie dabei sowohl auf die gegenwärtige Situation als auch auf die Vorgeschichte Ihres Hundes ein (Anamnese). Schließen Sie aus, dass Ihr Hund jagen geht, um über das kurzweilige Vergnügen häuslichen Stress zu kompensieren.

Gesteigerte Attraktivität

Setzen Sie im gemeinsamen Spiel Ressourcen ein, die von der subjektiven Wertigkeit mit dem Glücksgefühl der Jagd konkurrieren. Auf der Basis der Gleichwertigkeit können Sie am besten intervenieren.

Impulskontrolle

Wenn Sie einen jagdlich ambitionierten Hund kontrollieren wollen oder möchten, dass er sich selbst kontrolliert, müssen Sie ihn zur Gelassenheit erziehen. Das gilt sowohl für die reale Jagd als auch für das gewählte Ablenkungsmodell. Er muss lernen, frustrierende Momente durchzustehen und sich trotz starkem Außenreiz an Ihren Anweisungen zu orientieren.

Lesen Sie im Unterabschnitt "Impulskontrolltraining" Genaueres dazu!

Festigen Sie das wichtigste Trio in der Signalarbeit:

1. Rückruf: Gehen Sie noch mal auf den Rückruf (alternativ: Abpfiff) ein, den Sie bereits aus dem fünften Kapitel kennen. Schrauben Sie die Anforderungen in kleinen Schritten hoch, bis Ihr Hund selbst der Reizangel widersteht. Arbeiten Sie allein oder mit einer Hilfsperson, variieren Sie den Ort und das begehrenswerte Gut.
2. Sichtkontakt: Ihr Hund sollte nicht fernab des Gehwegs gehen, weil Sie die Kontrolle über ihn mit wachsender Distanz verlieren. Führen Sie zu diesem Zweck ein Signalwort an, das immer dann zum Tragen kommt, wenn Ihr Hund den Weg verlässt. Arbeiten Sie, wie gewohnt, mit dem Belohnungssystem. Ergänzen Sie das Grundmodell, indem Sie Ihrem Hund die Entdeckungstour nach erfolgter Freigabe zugestehen.
3. Superschlachtruf: Sichern Sie die Extremsituation mit einem Notfallsignal.

Die ausführliche Themenbeschreibung finden Sie im Unterabschnitt "Das Notfallsignal"!

Die Sozialstruktur korrigieren

Arbeiten Sie mit Nachdruck daran, dass der Hund Ihre Signale (Grundkommandos festigen!) befolgt. Wenn das nämlich schon im Alltag nur lückenhaft gelingt, wird es auch im Jagdmoment so sein. Stellen Sie Ihre übergeordnete Position unter Beweis, indem Sie offenkundig der Entscheidungsträger sind. Treten Sie konsequent für Ihre Grenzen ein. Je mehr der Hund Sie und Ihre Regeln respektiert, desto eher erkennt er auch Ihre Vorrechte an (zum Beispiel Ihr Ressourcenprivileg: Die Beute verwalten selbstverständlich Sie). Damit schaffen Sie orientierungsspendende Rahmenbedingungen, innerhalb derer der Hund sich erproben kann.

Entspannungstraining

Sie zielen mit dem Training auf Ausnahmesituationen. Dabei stehen Sie vor dem Problem, dass Ihr Hund im Extremfall nicht mehr auf Sie hört. Weil die Impulse stärker sind, kann er sich nicht auf Ihre Ansprache oder die angebotene Alternativoption fokussieren. Neben der Hauptarbeit sollte Ihr Hund deshalb Ruhetechniken erlernen, um die rauschbedingte Zügellosigkeit ins Gegenteil zu verkehren. Lerninhalte und Lösungstechniken können nämlich nur dann jagdregulierend funktionieren, wenn sie in das kognitive Bewusstsein dringen.

Vom Spiel zur Ersatzbefriedigung

Ein jagdfiebriger Hund kann seinen Gelüsten nur schwer widerstehen. Er steigert sich so in den Glücksmoment hinein, dass er seinen Halter nicht mehr registriert. Ohne fachkundige Intervention spitzt sich das Renitenzproblem immer weiter zu. Aus diesem Grunde sollten Sie das Verhalten Ihres neuen Schützlings stets penibel inspizieren.

Ein einziger Schlüsselmoment, wie die Verhaltensimitation eines Artgenossen oder der plötzliche Wildkontakt, kann verantwortlich für eine spontane Veränderung sein. Der Hund erlebt das ekstatische Gefühl von Dopamin und entwickelt ein unersättliches Wiederholungsbegehren.
Der Hund, der gestern nur spielte, verlangt heute auf einmal nach Jagd.

Sobald Sie motorische Regelmäßigkeiten feststellen, sollten Sie das Spiel Ihres Welpen auf getarnte Jagdsequenzen analysieren. Am besten fördern Sie nur noch die Fähigkeiten, die sozialtauglich sind und belegen etwaige Jagdobjekte (unter anderem Tiere, Radfahrer, Autos) mit einem Tabu. Gehen Sie bei Ihrem Übungsangebot auf die individuellen Stärken Ihres Hundes ein. Ziel ist nicht, die Leistungspotenz des Hundes zu blockieren, sondern alternative Beschäftigungsfelder zu kreieren, die sozial verträglich sind.

Erlernen einer Alternativoption

Trotz guter Erziehungsarbeit bleibt der Jagdtrieb des Hundes bestehen. Die erbliche Veranlagung in Addition neuronaler Belohnungsmechanismen lassen sich nicht verdrängen. Mittels Ersatzbefriedigung lassen sie sich aber kontrollieren. Allerdings gelingt das nur durch ein analoges Gegenangebot.
Beispiel: Ein Hund, der hetzen will, braucht den Sport. Die Konditionierung auf ein Leckerli hält ihn nicht davon ab, auf Jagd zu gehen.

Bieten Sie Ihrem Hund einen körperlichen Reiz, mit dem er die fehlende Jagdsequenz kompensieren kann. Gerade Hunde, die so schwer zu kontrollieren sind, dass sie nur selten in den Genuss von Freilauf kommen, brauchen eine gesicherte Möglichkeit dazu. Denken Sie zum

Beispiel an einen Hundesport, suchen Sie eingezäunte Wiesen auf, nehmen Sie an einem Hundetreff teil, fahren Sie gemeinsam Rad oder wagen Sie sich an das Zughundetraining heran. Auch Carnicross oder Agility sind sportliche Ersatzoptionen, die infrage kommen können.

Welche Verhaltenskette mit einem Ersatz zu belegen ist, ist bei jedem Hund individuell. Es können einzelne oder mehrere Teilbereiche der Beutefangsequenz sein, die der Halter modifizieren muss.

Versuchen Sie den Beutefangverlauf auf die Eröffnungssequenz zu reduzieren. Stärken Sie also die Fähigkeiten vorzustehen und das Wild zu taxieren (wenn es dem übergeordneten Trainingsziel nicht widerspricht!), weil der Hund in dieser Jagdphase am zugänglichsten ist.

Bei einem laufbegeisterten Hund (Windhunde, Bracken) reicht das aber nicht aus. Er braucht Zugang zu einem Bewegungsmodell, das seiner primären Motivation, dem Hetzen, entspricht. Ohne die Möglichkeit, sich bedürfnisorientiert zu beschäftigen, wird der Hund nicht zu händeln sein.

Beispiele für Ersatzspiele

Nasenspiele

Nicht jeder Hund verfolgt jedes Jagdelement mit der gleichen Passion. Das Interesse umfasst meist nur einen kleinen Teilbereich der gesamten Beutefangfrequenz. Wenn der Schwerpunkt bei Ihrem Hund auf dem olfaktorischen Orten (Riechwahrnehmung) liegt, ist die Nasenarbeit ein artgerechtes Beschäftigungsmodell, das Sie für Ihren Zweck gebrauchen können.

Übung: Die etwas andere Mäusejagd

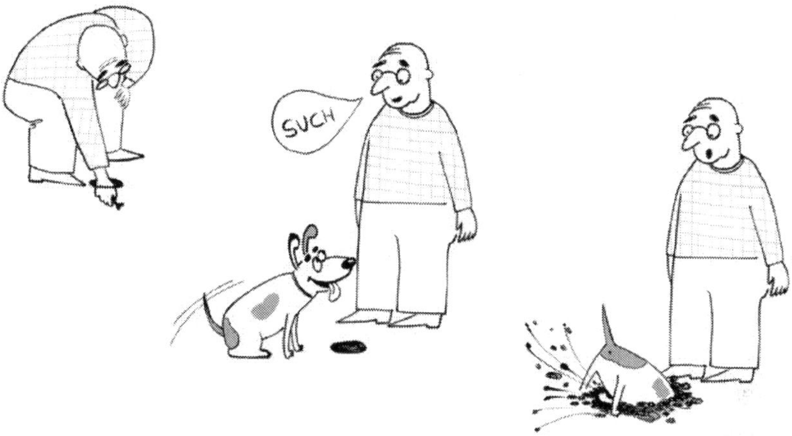

Schritt 1: Suchen Sie nach einem Mauseloch und stecken Sie eine längliche Leckerei hinein, so tief, dass sie nicht sogleich zu erlangen ist. Ihr Hund schaut Ihnen dabei zu.
Schritt 2: Schicken Sie Ihren Hund mit dem Suchsignal los.
Schritt 3: Motivieren Sie ihn zum Pfotengebrauch, loben Sie ihn, sobald er gräbt.

Übung: Fährtenarbeit

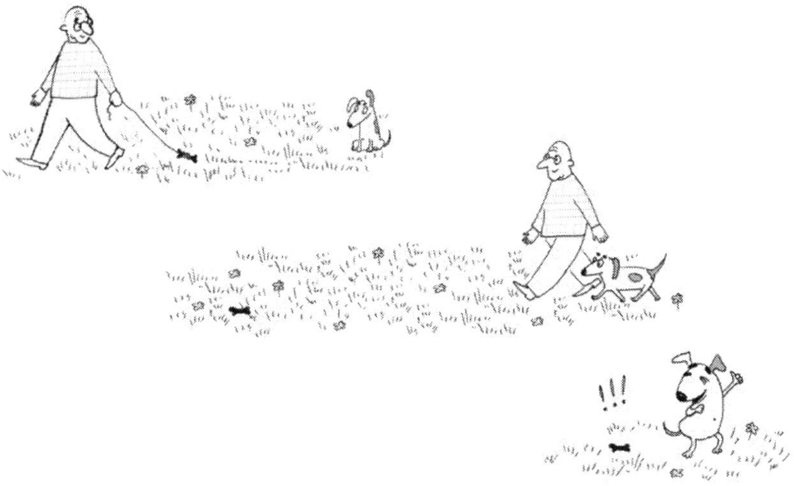

Schritt 1: Ziehen Sie eine Leckerei mit einem Seil hinter sich her.
Schritt 2: Legen Sie die Leckerei am Ende der Fährte ab.
Schritt 3: Laufen Sie mit Ihrem angeleinten Hund die Futterfährte entlang. Er geht Ihnen dabei ein Stück voraus.
Schritt 4: Ihr Hund darf die Leckerei am Ende der Spur verzehren.
Schritt 5: Verschärfen Sie die Anforderungen: Zu Beginn hat die Leckerei noch Bodenkontakt. Ziehen Sie den Leckerbissen später stellenweise durch die Luft oder lassen Sie ihn an dem Seil ein wenig springen. Laufen Sie anfangs eine kurze, gerade Strecke ab. Gestalten Sie die Fährte zunehmend kompliziert, verlängern Sie die Distanz und flechten Sie Kurven mit ein.

Übung: Suchtraining

Schritt 1: Gehen Sie mit Ihrem Hund wie üblich spazieren. Der Hund ist währenddessen angeleint.
Schritt 2: Lassen Sie einen persönlichen Gegenstand (oder ein Trainingsutensil, zum Beispiel einen Dummy) fallen oder deponieren Sie ihn zuvor an einem etwas abgelegenen Ort. Stellen Sie sicher, dass Ihr Hund Sie dabei nicht sehen kann.
Schritt 3: Laufen Sie mit Ihrem Hund an dem Gegenstand vorbei und loben Sie ihn, wenn er ihn im Vorbeigehen entdeckt.
Schritt 4: Belegen Sie das Vorgehen künftig mit einem Signal.
Schritt 5: Erhöhen Sie die Schwierigkeit: Arbeiten Sie zunächst in einem abgelegenen Gebiet und wagen Sie sich später in ein unübersichtlicheres Areal. Suchen Sie dort knifflige Verstecke (Laubhaufen, Erdloch, Baumhöhlung) aus.

Den Beutefund kommunizieren

Ein Vorstehhund kann Beute finden und Ihnen zeigen, wo genau sie ist.

Bei einigen Jagdgebrauchshunden (zum Beispiel: Setter, Weimaraner, Münsterländer und Braque) ist die Reaktionskette genetisch prädisponiert. Ohne gezieltes Training rufen sie das Verhalten aber nicht automatisch ab. Sie können es aufgrund der Veranlagung jedoch schneller lernen, als eine vergleichbare Verhaltensoption (wie zum Beispiel den Rückruf). Das hat den Vorteil, dass der Halter auf das Vorstehen ausweichen kann, wenn der Ab- und Rückruf noch nicht sicher funktioniert. Andere Hunderassen können das Vorstehen auch erlernen, nur braucht es bei ihnen in der Regel etwas mehr Zeit.

Übung: Vorstehen mit einer weiteren Person

Schritt 1: In einer Hand halten Sie den Clicker, mit der anderen Ihren angeleinten Hund. Außerdem haben Sie am Gürtel/in der Tasche Leckerlis dabei.
Schritt 2: Die Hilfsperson steht einige Schritte weiter vorn. Sie lenkt den Hund mit einem beweglichen Spielzeug ab.
Schritt 3: Ihre Reaktion erfolgt in Abhängigkeit dazu, wie der Hund agiert.

Möglichkeit 1: Ihr Hund versucht an das Spielzeug heranzukommen. Die Leine hält ihn aber davon ab. Lenken Sie ihn mit einem kleinen Suchspiel ab. Werfen Sie ihm ein Leckerchen hin und geben es zur Suche frei.
Möglichkeit 2: Ihr Hund nimmt das Spielzeug zwar wahr, bleibt aber entspannt bei Ihnen stehen: Bekräftigen Sie sein Reaktionsverhalten mit einem Click. Belohnen Sie etwaigen Blickkontakt und führen Sie ein kurzes Suchspiel durch.
Möglichkeit 3: Wenn sich Ihr Hund in die Leine hängt, um an das Spielobjekt zu gelangen, und sich nicht mit Futtermitteln davon abbringen lässt, gewähren Sie ihm Zeit. Warten Sie, bis die Leine wieder locker hängt und bestätigen Sie Ihren Hund daraufhin mit einem Click. Entfernen Sie sich von dem begehrten Objekt, falls er doch wieder zerrt.

Steigern Sie die Anforderungen, indem Sie die einflussgebenden Faktoren variieren (Objekt, Distanz, verzögerter Click, Geschwindigkeit, Trainingsort, additive Distraktion).

Die Vorstehübung erhöht die Aufmerksamkeit Ihres Hundes und mindert dessen triebige Reaktion. Sie können immer mit ihm trainieren, wenn er Beute wittert oder es eine Wildsichtung gibt.

Ergänzen Sie das Vorstehen um die gewünschte Alternativreaktion (stehen, starren, sich auf eine bestimmte Art positionieren) mit der Ihr Hund den Fund kommunizieren soll. Vergessen Sie nicht, ihn für seine Erfolge zu belohnen.

Kontrolliertes Hetzen

Übung: Reizangel

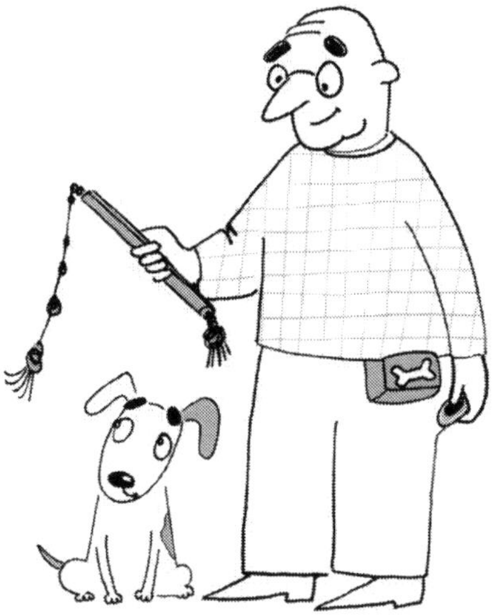

Geht das Interesse Ihres Hundes über das Orientierungsverhalten hinaus (wittern der Beute durch Geruch oder Erkennen eines Beutetieres auf Sicht), können Sie mit der Reizangel das Hetzen imitieren.

Übergeordnetes Trainingsziel: Der Hund soll sich während der Jagd an Ihnen orientieren und schneller ansprechbar sein.

Schritt 1: Stellen Sie Signalaufgaben (zum Beispiel "Sitz", "Platz", "Bleib" oder "Steh") und fordern Sie deren Umsetzung ein. Verstärken Sie die gewünschte Reaktion mit einem Click und/oder Leckerli.
Schritt 2: Befestigen Sie ein Objekt an dem Ende der Schnur und bewegen Sie diese in unterschiedlichen Tempi auf und ab. Ihr Hund guckt Ihnen dabei aus der geforderten Stellung (also "Sitz", "Platz", "Bleib" oder "Steh") zu. Loben Sie wieder mit einem Click und/oder Leckerli, wenn er den Bewegungsreiz gelassen erträgt. Beginnen Sie die Übung bei einem Misserfolg kommentarlos von vorn.
Schritt 3: Nach einigen Signalübungen geben Sie das Laufspiel mit einem geeigneten Kommando frei. Ziehen Sie die Angel am Boden entlang und lassen Sie das Hetzen Ihres Hundes zu. Gönnen Sie ihm auch den gelegentlichen Erfolg: Er darf das Objekt fangen und damit spielen. Wenn Sie möchten, verknüpfen Sie diesen Übungsschritt mit dem Apport.
Schritt 4: Steigern Sie die Schwierigkeit, indem Sie die Distanz zu Ihrem Hund verringern und die Bewegungsgeschwindigkeit erhöhen.

Allgemeiner Hinweis zu den Übungen:

Das Reizangelspiel kann ähnlich suchtfördernd sein, wie das Spiel mit Ball (siehe Unterabschnitt "Der Suchtcharakter des mechanischen Spiels"). Vermeiden Sie den Kontrollverlust. Legen Sie zu diesem Zweck klare Regeln fest und teilen Sie den Ablauf in sinnvolle Einheiten ein (Impulskontrolle und Hetzen im Wechsel).

Der Hund wird an der Reizangel zu Höchstleistungen motiviert. Trainieren Sie deshalb mit Bedacht. Der Hund sollte ausgewachsen und gesundheitlich nicht vorbelastet sein. Eine kurze, aber strategische Sporteinheit ist von größerem Wert, als wenn Sie Ihren Hund bis zur Erschöpfung trainieren.

Kognitives Trainingsplateau

Auch mit durchdachten Übungen gibt es keine Garantie dafür, dass Ihr Hund stets fügsam reagiert. Das hängt unter anderem damit zusammen, dass die Ersatzhandlung nur bedingt mit der realen Jagdsituation konvergiert. Je stärker das jagdliche Verlangen bei Ihrem Hund, desto größer die Wahrscheinlichkeit, dass das Training an einem bestimmten Punkt stagniert.

Machen Sie sich mit dem Gedanken vertraut, dass ein solcher Trainingsstillstand auf Sie zukommen kann. Oder denken Sie um: Warum bilden Sie Ihren Hund eigentlich nicht jagdlich aus?

Was zunächst ungewöhnlich klingt, kann in Wirklichkeit ein spannendes Thema sein. Sie und Ihr Hund bilden dank der fachlichen Unterweisungen Fähigkeiten aus, die nur im Vertrauen auf den jeweils anderen Part funktionieren. Das erhöht die Bindungsqualität, weil Sie miteinander kooperieren. Je erfahrener Sie sind und je versierter Ihr Hund, desto berechenbarer wird die akute Jagd.

Der Suchtcharakter des mechanischen Spiels

Neben der Gefahr der versehentlichen Jagdstimulation lauert in so manchem Bewegungsangebot auch ein verstecktes Suchtpotenzial. Unter der stoffungebundenen Sucht nach Objekten im Zusammenhang mit homogener Aktivität versteht man ein zwanghaftes Verhaltensphänomen. Besonders verbreitet ist das exzessive Verlangen nach einem Wurfobjekt und der damit verbundene Apport (Stichwort: Balljunkie).

Warum uniforme Beschäftigung krank machen kann

Das Spiel am Objekt kann suchtbegünstigend sein, weil es, je nach Ausübung im Einzelfall, eine einfältige Beschäftigung sein kann. Soziale Kompetenzen, motorisches Geschick und der differenzierte Außenkontakt kommen dabei regelmäßig zu kurz. Gefördert wird lediglich ein schlichter Bewegungszyklus, der sich durchgehend wiederholt und den Hund auf einseitiges Verhalten trimmt. In einem hochwertigen Spiel ist die Wahrnehmung des Hundes nicht auf ein stereotypes Reaktionsmuster begrenzt, er kann stattdessen die Umgebung und sein eigenes Können explorieren.

Das Apportierspiel ist zwar ein simpler Zeitvertreib, dass es so in Verruf gerät, ist aber nicht verallgemeinernd zu verstehen. Vielmehr geht es um die Sensibilisierung für die Maßlosigkeit und das damit einhergehende Gefahrenpotenzial.
Ein junger Hund hat noch kein ausgereiftes Reaktionssystem. Er muss die Bewältigung alltäglicher Aufgaben erst noch lernen. Dazu muss er die Situation zunächst in ihren Einzelheiten zu registrieren. Anschließend entscheidet er, welcher Umgang in der jeweiligen Angelegenheit zielführend ist.

Beim stupiden Ballspiel bleibt dieser Lernprozess aus. Die Antwort auf den fliegenden Ball ist stets gleich und einseitig körperbetont, die rationale Auseinandersetzung fehlt. Beim Apportieren steht die körperliche Aktivität im Vordergrund und brennt sich mit jeder stereotypen Repetition als festes Reaktionsmuster ein. Der Hund lernt unreflektiert zu agieren und lehnt das selbstständige Denken zunehmend ab.
Gerade für einen jungen Hund ist diese Art der Beschäftigung ein Problem, weil sie ihn in ihrer Eintönigkeit in puncto Neugier, Triebregulation und Kommunikation blockiert.

Die Ebene des Spiels ist so beschränkt, dass essenzielle (motorische, kognitive, kommunikative, innovative, lösungsorientierte, teambildende, selbst- und fremdwahrnehmende) Fähigkeiten verkümmern. Das Verhalten verlagert sich von der kreativen Entwicklung zielführender Lösungen hin zur Appetenz (triebbedingtes Verhalten). Hunde können mit einer Entwicklungsstörung darauf reagieren, die sich unter anderem in ihrem Jagdverhalten bemerkbar machen kann.

Abhängigkeitsbegünstigende Faktoren

Neben dem besonderen Interesse für das Objekt (nicht jeder Hund ist gleichermaßen vom Objektspiel fasziniert), tragen vor allem neurologische Abläufe dazu bei, dass eine Abhängigkeit entsteht.

Zum einen haben die schnellen Bewegungen den Effekt, dass der Hund Hitze und Kälte nicht mehr richtig einschätzen kann und kein natürliches Bedürfnis zur Ruhe verspürt. Regenerationsphasen, in denen er sich von Überhitzung und Ermüdung erholen kann, bleiben dadurch aus. Der Hund powert auf hohem Leistungsniveau und befindet sich in permanentem Stress. Das Gehirn setzt einen Hormoncocktail frei (Nor-/Adrenalin und Dopamin), der den Hund mit Energie versorgt und dessen Reaktionsfähigkeit aufrechterhält. Der sich daraus ergebende Selbstbelohnungseffekt fördert das Entstehen der Sucht.

Die zwanghaft ausgeführte Tätigkeit ist Belohnung ihrer selbst, weshalb der Hund stets in freudiger Erwartungshaltung ist. Er giert nach dem nächsten Kick und steigert sich derart in die Vorfreude hinein, dass er die Beherrschung immer früher verliert. Irgendwann reicht der bloße Anblick des Balls schon aus. Der Hund fordert sein Verlangen nach sofortiger Aktion penetrant von seinem Halter ein.

An diesem Punkt leiden die gemeinsamen Freizeitaktivitäten bereits sehr, weil sich der Hund mit Tätigkeiten unterhalb von seinem bevorzugten Aktivitätsniveau kaum noch zufriedengeben kann.

Wenn Ihr Hund jagdliche Ambitionen zeigt, sollten Sie mit Wurfspielen besonders vorsichtig sein. Arbeiten Sie lieber von Beginn an umsichtig und präventiv, damit sich eine etwaige Abhängigkeit gar nicht erst entwickeln kann. Hat sich das Suchtverhalten nämlich erst einmal manifestiert, kostet die Genesung viele Monate Zeit, wenn sie denn überhaupt in Gänze gelingt.

Dabei sei an dieser Stelle klargestellt, dass Ballspiele nicht per se zu schimpfen sind. Die strategische und wohldosierte Beschäftigung mit einem Wurfobjekt fördert eine Vielzahl motorischer Einzelbewegungen. Der Hund verbessert dadurch seine allgemeine Bewegungsfähigkeit.

Die Beschäftigung Ihres Hundes bedarf nicht immer einer hochkomplexen Konzeption, sie sollte sich aber stets an Ihrem Hund orientieren. Reflektieren Sie die Wirkung der von Ihnen angebotenen Jagdersatzoption, um ihn durch maßloses Spiel nicht versehentlich in die Abhängigkeit zu führen oder sein Jagdpotenzial zu optimieren.

Alternative Beschäftigungsform zum Spiel mit dem Ball

Beschäftigen Sie den Hund artgerecht und sozialkonform, binden Sie sich selbst in die Tätigkeiten ein, sodass interaktive Prozesse entstehen.

Wenn Ihr Hund zu überspitzten Reaktionen neigt, sollte er sich in Gelassenheit trainieren. Lasten Sie ihn kognitiv aus, arbeiten Sie gemeinsam an der Konzentration und daran, Ruhephasen entspannt zu überstehen.

Beispiel – Kopflastige Auslastungsform:

Die Kombination aus der Gassirunde in gemäßigtem Gang und angeleiteter Nasenarbeit ist eine stressfreie Auslastungsmöglichkeit.

Beispiel – Körperliche Auslastungsform:

Nutzen Sie das Longiertraining, um die Bewegungsabläufe Ihres Hundes besser zu kontrollieren.

Bedenken Sie bei der Beschäftigungswahl folgende Prinzipien:

- Behalten Sie Ihren Hund im Blick und nehmen Sie schädliche Bewegungsreize (zum Beispiel jene, auf die er überreizt reagiert) aus dem Beschäftigungsangebot heraus.
- Wählen Sie Tätigkeiten, bei denen Sie beide gemeinsam agieren (zwecks Bindungsaufbau/Schulung von Sozialfähigkeit und Kommunikation).
- Pushen Sie einen aufgedrehten Hund nicht zusätzlich hoch.
- Orientieren Sie sich an seinem angeborenen Potenzial.

Auf den ersten Blick wirkt diese Auflistung vielleicht wie ein beengendes Statut. Doch tatsächlich lässt sie sich auf unkomplizierte Weise in Ihren Alltag integrieren.

Beispiel: Der gemeinsame Spaziergang, in Ergänzung mit einer Such- oder Geruchsaufgabe, ist eine Beschäftigungsform, die Ihren Hund mit unterschiedlichen Sinneseindrücken konfrontiert und bei welcher Sie beide miteinander interagieren.

Sie sehen: Eine sinnvolle Freizeitbeschäftigung muss nicht immer hochdidaktisch sein!

Impulskontrolltraining

Ein Hund, der seine Impulse kontrollieren kann, hält einwirkende Reize aus, ohne unmittelbar darauf zu reagieren. Er beherrscht den aufkommenden Handlungsimpuls. Statt einem Hasen explosionsartig hinterherzustürmen, sobald er einen sieht, kann er dem Verlangen widerstehen. Die Impulskontrolle ist kurzweilig und situativ. Sie ist mit der Frustrationstoleranz eng verwandt, die ihr zeitlich nachgeschaltet ist. Bei der Frustrationstoleranz handelt es sich um die Fähigkeit, längerfristig mit einem enttäuschenden Ereignis umzugehen.

Beispiel: Es kommt zu Wildkontakt. Der Hund kontrolliert seinen Jagdimpuls und bleibt stattdessen an der Seite seines Halters stehen (Impulskontrolle). Das Beutetier bleibt aber noch eine Weile in Sicht. Der Hund kämpft über die Dauer des Sichtkontakts gegen seine Unzufriedenheit an (Frustrationstoleranz).

Ein krankhaft impulskontrollgestörter Hund leidet sehr unter den vielfältigen Beeinträchtigungen. Er kann seine Handlungen nicht kontrollieren und ist ständig angespannt. Kaum eine Begebenheit ist von der Störung frei, nur ganz vereinzelt kann er frei und zwanglos sein, ohne dass ihm seine Erkrankung im Wege steht. Schlussendlich beschädigt sie auch das soziale Band zu anderen Individuen.

Inwieweit der Hund seine Impulse kontrollieren kann, ist abhängig von allerlei Faktoren, wie der Herkunft, der Rassezugehörigkeit und individuellen Charakteristika. Im Kontakt mit einem Tierschutzhund kommen einige dieser Faktoren in ungünstiger Konstellation zusammen.

Weil immer mehr dieser Hunde über das Ausland nach Deutschland kommen, scheinen die Probleme zuzunehmen. Viele von ihnen haben einen entbehrungsreichen Hintergrund. Alltägliche Situationen sind herausfordernd und neu für sie. Tierschutzhunde kommen deshalb schnell in einen persönlichen Grenzbereich, in welchem ihre Kontrollfähigkeit versagt. Doch auch diese Hunde können lernen, sich selbst zu regulieren.

Diagnostik, Behandlungsidee und -tipps

Die Diagnostik tut sich schwer, dem Hund eine Impulskontrollstörung zu attestieren. Selbst die Testverfahren der Humanmedizin sind fehlerträchtig und nicht ausgereift. Weil sich der Hund nicht verbal erklären kann, muss sein Verhalten das Wort übernehmen. Es ist meist das einzige Diagnosetool, das in der Bewertung zur Verfügung steht.

Die Reizoffenheit ist für den frei lebenden Hund ein wichtiger Überlebensschutz. Schnelle Reizreaktionen erhöhen den Jagderfolg und verhelfen im Gefahrenfall zur Flucht.

In der gegenwärtigen Zeit ist der physiologische Reflex aber eher hinderlich, als dass er wirklich etwas nützt.

Das Erziehungsziel ist demnach unbewusstes Handeln in eine bewusste Entscheidung zu invertieren. Mit dem Impulskontrolltraining ist es möglich, den situativen Erregungszustand besser zu kontrollieren.

Sie sollten Ihrem Hund ein hochwertiges Training zugestehen, damit sich sein starres Spannungsgefühl neutralisiert. Der Alltag wird für ihn dadurch angenehmer sein.
Außerdem legt die Impulskontrolle einen Zugang zu verschiedenen Verhaltensproblemen frei, unter anderem dem Jagen.

Steigen Sie so früh wie möglich in das Training ein. Je eher der Hund lernt, nicht affektiv auf Alltagsreize zu reagieren, desto entspannter verhält er sich ganz allgemein. Zugleich baut er soziale Sicherheiten auf und wächst zu einem gesellschaftsfähigen Hund heran.

Die Impulskontrollübungen verfolgen in ihrer Gesamtheit das leitende Ziel der gesteigerten Gelassenheit. Deshalb richten sich die einzelnen Trainingseinheiten im Aufbau nach einer bestimmten Gesetzmäßigkeit: Sie alle fördern und fordern die Geduld. Viele Trainingseinheiten, die Sie bereits aus den anderen Schwerpunktbereichen kennen, arbeiten parallel zu dem eigentlichen Übungsziel auch an der Selbstregulation (so auch der Übungsaufbau beim Klingeln an der Tür, der kontrollierte Futtergenuss mit "Nein" und "Nimm", die Vorstehsequenz und das Reizangelspiel).

Die Impulskontrollübungen basieren auf dem Gedanken der schrittweisen Reizgeneralisierung. Überwinden Sie mit Fortschreiten der Übungen allmählich die kritische Distanz zu dem problematischen Reiz. Verlängern Sie auch die Zeit, in der Ihr Hund dem Reiz ausgesetzt ist, ohne dass er sich daraufhin impulsiv entladen darf.

Binden Sie die Impulskontrollübungen nebenbei in Ihren Alltag ein. Sie brauchen dabei nicht für jedes Geschehen eine eigene Übung zu konzipieren. Halten Sie sich stattdessen ganz trivial an das Lernen über den Erfolg. Gehen Sie nicht auf die Wünsche Ihres Hundes ein, wenn er übersprudelnd danach verlangt. Er bekommt seinen Willen erst, wenn er zuvor einen Moment pausiert. So zeigen Sie ihm, dass sich das Warten lohnt. Dieses simple Grundprinzip ist auf jede Situation, in der Ihr Hund überstürzte Reaktionsmuster zeigt, anwendbar.

Richten Sie alle Impulskontrollübungen so kleinschrittig ein, dass der Hund möglichst viele Erfolge für sich verbuchen kann. Führen Sie ihn sanft zurück in den "Bleib", wenn er die Position vorschnell verlassen hat.

Sie trainieren Ihren Hund, weil er eine Schwäche der Impulskontrolle hat. Dementsprechend herausfordernd werden die Übungen für ihn sein. Führen Sie regelmäßige Ruhepausen ein, in denen er sich von der Anspannung regeneriert.

Reflektieren Sie sich während und fernab der Übungen selbst. Versuchen Sie in kritischen Momenten emotional nicht mit Ihrem Hund mitzugehen. Bleiben Sie betont entspannt, um Ihren Hund durch Ihre eigene Stärke zu stabilisieren.

Die Art der Belohnung kann den Erfolg der Trainingseinheiten bestimmen. Verstärken Sie die gewünschte Reaktion mit Ressourcen, die den Hund nicht weiter stimulieren. Wechseln Sie die Belohnungen methodisch durch (Art, Frequenz, Art der Herausgabe), damit der Hund seine Handlungen nicht von bestimmten Regelmäßigkeiten abhängig macht.

Übungsaufbau "Bleib":

Schritt 1: Gehen Sie mit Ihrem Hund in die normale Signalarbeit. Wiederholen Sie gängige Kommandos wie "Sitz" oder "Platz".
Schritt 2: Ergänzen Sie die Übung durch das "Bleib", welches Sie verbal vertonen und zusätzlich mit einem Sichtzeichen Ihrer Wahl belegen können.
Schritt 3: Belohnen Sie Ihren Hund, wenn er die Ausgangsposition für eine Sekunde hält. Schnell werden daraus zwei, drei oder vier.
Schritt 4: Ändern Sie neben der Zeit nun auch die Distanz. Gehen Sie einen Schritt zurück, wenden Sie sich ab. Belohnen Sie Ihren Hund, wenn er währenddessen in der geforderten Stellung verbleibt.
Schritt 5: Lösen Sie das zuvor erteilte Signal mit einem Auflösekommando (zum Beispiel mit den Worten "fertig" oder "frei") wieder auf.

Übung "Bleib" mit einer weiteren Person:

Schritt 1: Leinen Sie Ihren Hund an und gehen Sie in die grundlegende Signalarbeit (zum Beispiel "Sitz" oder "Platz"). Fordern Sie das "Bleib".
Schritt 2: Ihr Übungspartner hält sich in einiger Entfernung auf und lenkt Ihren Hund mit einem interessanten Objekt/Leckerli ab.
Schritt 3: Belohnen Sie Ihren Hund, wenn er in der geforderten Position verbleibt.
Schritt 4: Wiederholen Sie die Übung auf kürzere Distanz.

Übungserweiterung am Ball:

Schritt 1: Versetzen Sie Ihren Hund ins "Bleib".
Schritt 2: Platzieren Sie den Ball so weit abseits von ihm, dass er der Versuchung noch gut widerstehen kann. Setzen Sie unterstützend eine Leine ein, wenn er sich anders nicht auf Ihr Spiel konzentriert.
Schritt 3: Belohnen Sie ihn, wenn er währenddessen bleibt.
Schritt 4: Nehmen Sie den Ball in den ersten Trainingseinheiten selbst wieder auf. Lassen Sie den Hund erst apportieren, wenn er den diesbezüglichen Affekt kontrolliert erträgt.
Schritt 5: Ziehen Sie die Schwierigkeit etappenweise an. Lassen Sie den Ball fallen oder geben Sie ihm einen kleinen Schubs, sodass Sicht- und Bewegungsreiz kumulieren. Ihr Hund verbleibt über die gesamte Dauer im "Bleib", ganz gleich, wie sie mit dem Ball hantieren.
Schritt 6: Sobald Ihr Hund die Aktionen am Ball entspannt beobachten kann, können Sie die Belohnungsfrequenz reduzieren (sogenanntes intermittierendes Verstärkungsintervall).
Die Tatsache, dass der Hund bei Ausführung des Signals nun nicht mehr mit Bestimmtheit wissen kann, ob er dieses Mal einen Futterlohn dafür erhält oder nicht, bewirkt, dass er konstante Leistung erbringt. Damit umgehen Sie den unerwünschten Nebeneffekt, dass Ihr Hund nur auf Ihre Anweisungen reagiert, wenn er die Belohnung bereits sehen kann.

Statt Ihren Hund unmittelbar zu belohnen, können Sie den Click als Zwischenschritt in die Übungen integrieren. Das hat den Vorteil, dass er dann nicht so obsessiv nach dem Leckerli giert, sondern ungezwungener mit Ihnen trainiert.

Das höchste Trainingsziel sollte sein, dass Sie die Übungsfrequenz allmählich abbauen können, ohne dass es daraufhin zu einem Rückfall kommt.

Am Anfang lebt der Trainingserfolg von den regelmäßigen Wiederholungen. Doch über die Zeit verinnerlicht sich die Selbstregulierungskompetenz und bildet sich zu einem festen Teil der Persönlichkeitsstruktur des Hundes aus. Durch die Internalisierung beherrscht er sich auch ohne Aufforderung, weil der regulierte Umgang mit Problemsituationen nun zu seinem natürlichen Verhaltensbild dazugehört.

Clickerübung "Steh":

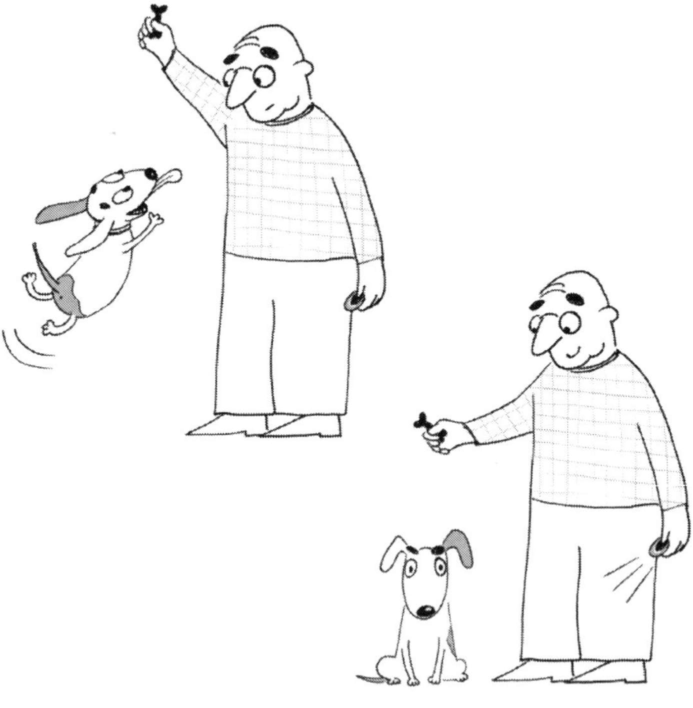

Schritt 1: Nehmen Sie ein Leckerli in die Hand und halten Sie es in unerreichbarer Höhe hoch.
Schritt 2: Gehen Sie nicht auf die Bemühungen Ihres Hundes ein, falls er versucht, durch Springen heranzukommen oder versucht, Sie durch Laute zur Herausgabe zu motivieren.
Schritt 3: Clicken Sie, sobald der Hund einen Moment lang ruhig und leise steht.
Schritt 4: Wiederholen Sie die Übung einige Male, bis sie einwandfrei funktioniert. Schieben Sie den Click dann immer ein wenig länger auf.

Übung Innehalten:

Schritt 1: Nehmen Sie Ihren Hund an die Leine.
Schritt 2: In einiger Entfernung steht eine weitere Person. Indem sie angeregt mit einem interessanten Gegenstand spielt, lenkt sie die Aufmerksamkeit Ihres Hundes gezielt auf sich.
Schritt 3: Hindern Sie Ihren Hund mit der Leine daran, auf das Objekt zuzugehen.
Schritt 4: Warten Sie darauf, dass Ihr Hund realisiert, dass er nicht vorwärtskommen kann.
Schritt 5: Lockern Sie den Leinenzug. Loben Sie Ihren Hund, wenn er den Sichtreiz ruhig toleriert.
Schritt 6: Dehnen Sie die Phase des Stillstands sekundenweise aus.

Sie können auf die unterschiedlichen Leistungsmodi mit einer entsprechend wertigen Belohnung reagieren. Beispiel: Müssen Sie Ihren Hund mehrmals korrigieren, fällt die Belohnung zurückhaltend aus (mittelklassiges Leckerli), wohingegen der sofortige Erfolg mit dem Beutebesitz vergolten wird (der Hund darf das Objekt nun fangen). Um den höherwertigen Lohn zu bekommen, wird er lernen, sich schneller zu kontrollieren.

Sie können den Click auch in Abhängigkeit zum vorherigen Blickkontakt stellen. Das sichert Ihnen die alleinige Aufmerksamkeit zu, was Ihnen wiederum in einem kritischen Moment dabei hilft, Ihren Hund zu führen.

Diese Übung können Sie gut mit dem Vorstehen oder einem Signal (zum Beispiel "Warte") kombinieren. Auf diese Weise erreichen Sie eine Alltagstauglichkeit, weil Sie das Verhalten sinnvoll in Ihre Tagesroutine integrieren können (zum Beispiel beim Überqueren einer Straße).

Übung Spontaner Spielstopp:

Schritt 1: Spielen Sie ein ausgelassenes Beutespiel mit Ihrem Hund.
Schritt 2: Unterbrechen Sie das Spiel völlig unvorhergesehen, indem Sie das Spielobjekt in einem günstigen Moment an sich nehmen. Warten Sie nun reaktionslos ab und gehen Sie nicht auf etwaige Spielaufforderungen ein.
Schritt 3: Warten Sie so lange, bis Ihr Hund zur Ruhe gekommen ist. Verstärken Sie den erfolgreichen Spannungsabbau mittels Lob oder Click.
Schritt 4: Nehmen Sie das Spiel nun wieder auf.

Körperkontrolle

Ein Fragment, das an der Impulsarbeit beteiligt ist, ist die motorische Steuerungsfähigkeit, also die Fähigkeit, seinen Körper zu kontrollieren. Ein Hund, der sein Körperbewusstsein sowie die physische Leistungsfähigkeit schult und sein Handeln samt Wirkungskreis dadurch in der Folge besser einschätzen kann, lernt seinem Können zu vertrauen. Frühes Training schlägt sich also nicht nur auf die physische Ebene des Hundes durch, sondern formt auch das Persönlichkeitsprofil.

Musterübungen für eine bessere Körperbeherrschung

Übung Slalom (der Hund lernt seine Körpermitte kennen):

Schritt 1: Stellen Sie einige Pylone im Garten auf oder stecken Sie Stempen in den Untergrund. Die Abstände orientieren sich an dem Hund. Er soll berührungsfrei hindurchgehen können.
Schritt 2: Nehmen Sie ein Leckerli in die Hand. Führen Sie Ihre damit gefüllte Hand im Slalom durch den Hindernisparcours hindurch, Sie selbst bewegen sich seitlich davon. Stellen Sie sicher, dass der Hund Ihre Hand verfolgt.
Schritt 3: Wiederholen Sie den Ablauf, bis er einwandfrei funktioniert.
Schritt 4: Erweitern Sie das errichtete Modell um ein weiteres Element zu Beginn und um eines am Schluss. Stellen Sie diese Objekte im doppelten Abstand zu den mittigen Pylonen bzw. Stempen auf. Führen Sie Ihren Hund ein- oder zweimal im Kreis herum, einmal mit und einmal gegen den Uhrzeigersinn. Entwickeln Sie eine kreative, aber immer gleiche Choreografie.

Übung Beinarbeit (der Hund lernt seine Beine zu koordinieren):

Schritt 1: Suchen Sie einen von terrestrischen Unebenheiten geprägten Ort (zum Beispiel ein Wald mit Wurfholz oder ein Stoppelfeld). Konstruieren Sie einen solchen alternativ dazu einfach selbst, indem Sie Alltagsgegenstände in Ihrem Garten verteilen (tauglich sind Besenstiele, Leitern, Auto-/Hula Hoop Reifen, Springseile und Co.).
Schritt 2: Leinen Sie Ihren Hund an, damit er die Barrieren in Ruhe explorieren kann. Sie können auf der Trainingsfläche Leckereien verstreuen, weil er die Übungsstrecke beim Suchen visuell genauer erfasst, als wenn er einfach nur hindurchmarschieren muss.
Schritt 3: Ziel ist, dass er das Hindernis sicher überquert, ohne dass es dabei zu Berührungen kommt.

Übung Stabilität (der Hund lernt den sicheren Stand):

Schritt 1: Nutzen Sie den Winter, um mit Ihrem Hund dessen Körpergefühl zu trainieren. Gehen Sie an einen gefrorenen See (weichen Sie im Sommer zum Beispiel auf glatte Fliesenböden aus). Achtung: Der See muss komplett gefroren sein, damit Sie sich keiner Gefahr aussetzen. Seien Sie vorsichtig!
Schritt 2: Ihr Hund ist angeleint und darf nur vorwärtsgehen, wenn er nicht an der Leine zieht. Achten Sie darauf, dass der Hund eigenständig steht. Bringen Sie ihn nicht versehentlich aus

dem Gleichgewicht, indem Sie schieben, drücken oder ähnliche Impulse geben. Greifen Sie helfend ein, wenn er den Halt verliert oder mit intensiver Angst auf die Übung reagiert. Reden Sie Ihrem Hund gut zu und wirken Sie beruhigend auf ihn ein.

Das Notfallsignal

Das Maximalsignal schützt Ihren Hund in einer Extremsituation. Es geht dabei um Momente mit hohem Gefahrenpotenzial (Beispiel: Trotz herannahendem Zug will Ihr Hund das Gleisbett überqueren). Das Signal soll aus Sicht des Hundes so verlockend sein, dass er der Folgeleistung nicht widersteht. Das Maximalsignal konditioniert Ihren Ruf mit dem höchsten Erfolg, den es aus Sicht des Hundes geben kann, ohne dass er dafür etwas Bestimmtes tut.

Übungsbeispiel für den objektbezogenen Hund:

Schritt 1: Gehen Sie mit Ihrem Hund an einem ruhigen Ort spazieren. Halten Sie dessen Lieblingsspielzeug bereit, ohne dass er dieses sehen kann.
Schritt 2: Entscheiden Sie sich für einen geeigneten Augenblick und rufen Sie das neue Signal. Verleihen Sie Ihrer Stimme dabei einen begeisterten Ton. Drücken Sie diese Freude auch mit Ihrer Körperhaltung aus. Werfen Sie den Gegenstand von der vermeintlichen Gefahrenzone weg.
Schritt 3: Spielen Sie ein Weilchen mit dem Hund.
Schritt 4: Setzen Sie den Spaziergang fort.
Schritt 5: Wiederholen Sie die Übung. Rufen Sie Ihren Hund aus unterschiedlichen Situationen ab, damit Sie ihn nicht versehentlich

auf ein Handeln konditionieren. Beispiel: Sie lassen das Signal nur erklingen, wenn der Hund sich zu weit von Ihnen entfernt. In der Folge könnte er genau diesen Zustand provozieren.
Schritt 6: Erhöhen Sie die Schwierigkeit. Rufen Sie Ihren Hund, wenn er gerade beschäftigt ist und vergrößern Sie die Distanz.

Die Ressourcenwahl bestimmt den Erfolg. Der Superschlachtruf kündigt etwas außerordentlich Tolles an. Je begehrter die Belohnung aus Sicht des Hundes ist, desto eher reagiert er auch in einer Extremsituation darauf.

Übungsbeispiel für den futterverliebten Hund:

Schritt 1: Wählen Sie geeignetes Futter aus. Dieses sollte einen Seltenheitswert haben und besonders schmackhaft sei. Am besten gibt es das Futtermittel nur als Belohnung für das Maximalsignal. Dadurch steigt das Interesse daran. Achten Sie auf gutes Handling und eine geruchsneutrale Verpackung (Beispiel: Tüte/kleine Dose Katzenfutter).
Schritt 2: Gehen Sie zu einem beliebigen Zeitpunkt in die Knie und rufen Sie das Signalwort aus.
Schritt 3: Tun Sie so, als hätten Sie das Futter auf dem Boden entdeckt. Zeigen Sie Ihren Fund. Wirken Sie dabei aufgeregt und interessiert.
Schritt 4: Wiederholen Sie das Signal, während Ihr Hund von dem Futter frisst.
Schritt 5: Üben Sie zunächst an einem vertrauten Ort. Weichen Sie dann schrittweise auf Plätze aus, die für Ihren Hund eine reizvolle Herausforderung sind. Steigern Sie die Anforderungen jeweils nur

so gering, dass Ihr Hund die gewünschte Handlung weiterhin durchführen kann.

Übungsbeispiel für den geruchsempfänglichen Hund:

Schritt 1: Verlegen Sie die Gassirunde an einen Ort mit natürlichem Grund (zum Beispiel Wald oder Wiese). Jeder geht ein Weilchen für sich allein.
Schritt 2: Suchen Sie nach einem Mauseloch. Stecken Sie einen länglichen Futtersnack hinein.
Schritt 3: Knien Sie sich hin und kommunizieren Sie Ihren Fund laut mit dem neuen Signalwort.
Schritt 4: Steigern Sie den Übungsanspruch parallel zu den beiden Übungen davor.

Allgemeine Hinweise zu Übungen

Wiederholen Sie die Übung am ersten Trainingstag bis zu fünf Mal in der ursprünglichen Form. Beginnen Sie anschließend damit, das Gelernte zu generalisieren. Stellen Sie Ihren Hund erst vor eine neue Herausforderung, wenn er den vorigen Übungsschritt mühelos bewältigen kann.

Der Lernprozess wird sich insgesamt über die Dauer mehrerer Wochen ziehen.

Nutzen Sie den Schlachtruf nur gelegentlich zur Festigung oder als Ultima Ratio im tatsächlichen Konflikt. Weichen Sie im Alltag nicht darauf aus, um so den Rückruf zu umgehen. Je häufiger Sie bei

missglücktem Rückruf zum Maximalsignal übergehen, desto mehr wird Ersterer verdrängt. Der Hund erkennt keinen Sinn darin, auf den Rückruf zu reagieren, wenn weniger später ohnehin der Superschlachtruf erklingt, zumal dieser deutlich interessanter für ihn ist.
Wenn sie überraschend in eine Notsituation gelangen, in der Sie den eingeübten Ablauf nicht ausüben können (Sie haben zum Beispiel keinen Futtersnack dabei), müssen Sie den Normalfall darstellerisch simulieren. Wichtig ist, dass Ihr Hund an die Existenz der Belohnung glaubt, damit er sicher aus der Gefahrenzone geborgen werden kann. Damit Ihr Hund das Vertrauen in die Übung nicht verliert, müssen Sie diese bei der nächsten Gelegenheit mehrfach wiederholen. Dabei schließt der Vorgang wie gewohnt mit der krönenden Ressource ab.

Missglückter Signalaufbau

Falls die Fehlverknüpfung schon besteht (Beispiel: Um das Notsignal auszulösen, läuft Ihr Hund absichtlich davon), dürfen Sie ihn nicht weiter wie gewohnt belohnen. Wenn er die erwartete Ressource nicht mehr erhält, wird er das Interesse an seinen Ausflügen schnell verlieren.
Setzen Sie das Signal ganz bewusst nur noch in Situationen ein, die außerhalb der Konditionierung sind (bezogen auf das obige Beispiel: Das Signal darf vorerst nicht mehr fallen, wenn der Hund die Distanz vergrößert und rennt). Weichen Sie zur Not vorübergehend auf die Leine aus und üben Sie das Signal an einem reizarmen Ort.
Wenn es gar nicht anders geht, löschen Sie die Verknüpfung aus, indem Sie den Superschlachtruf so oft ohne die dazugehörige Belohnung wiederholen, bis der Hund Ihren Ruf ignoriert. Erarbeiten Sie sich das Maximalsignal anschließend neu. Wählen Sie aber ein anderes Wort. Passen Sie gegebenenfalls auch die Ressource an.

Das Abbruchsignal

Mit dem Abbruchsignal (auch: Unterbrechungssignal) stoppen Sie Ihren Hund mitten in der Aktion. Es ist ein schnell wirksames Notsignal, das Sie universell einsetzen können. Im Gegensatz zum Maximalsignal stellen Sie aber eine Leistungsaufgabe an den Hund. Das Unterbrechungssignal ist also nur der erste Schritt einer längeren Verhaltensreaktion.

Die hohe Wirksamkeit setzt sich aus den Faktoren Attraktivität, Schnelligkeit und Neutralität zusammen. Genauer: Durch schnelle Intervention holen Sie Ihren Hund so früh wie möglich aus der schadhaften Handlung heraus. Dabei artikulieren Sie sich möglichst neutral. Versuchen Sie Ihre negativen Emotionen nicht zu verbalisieren, damit Ihr Hund das Signal nicht mit Stress assoziiert. Motivieren Sie den Hund zur Kooperation, indem Sie eine besonders attraktive Ressource wählen.

Einige Hunde nehmen das Signal in der Praxis relativ gut an. Das Abbruchsignal ist ein funktionaler Zwischenschritt, der ihnen dabei hilft, die Emotionen so weit zu regulieren, dass sie die Alternativaufgabe umsetzen können. Andere Hunde hingegen (allen voran Jagdgebrauchshunde), sind so in ihrem Rausch, dass sie das Abbruchsignal einfach überhören.

Sie können das Signal bedarfsgerecht zum Einsatz bringen. Wie das Wort klingen soll, welche Belohnung Sie wählen, ob Sie clicken oder nicht und ob Sie ein universelles oder mehrere kontextbezogene Abbruchsignale verwenden wollen, steht Ihnen frei. Die nachfolgenden Übungen sind deshalb exemplarisch zu verstehen.

So bauen Sie das Abbruchsignal auf:

Schritt 1: Überlegen Sie sich ein geeignetes Wort/Geräusch, zum Beispiel "Hey" (einsilbig, welches in einer hochemotionalen Lage noch neutral vertont werden kann), und wählen Sie ein attraktives Leckerli aus.
Schritt 2: Sagen Sie das Signal und geben Sie daraufhin die Belohnung aus. Zu diesem Zeitpunkt muss Ihr Hund noch nichts Bestimmtes dafür tun. Er lernt erst einmal, dass das neue Signal eine interessante Ankündigung enthält.
Schritt 3: Ihr Hund soll lernen, sich in jeder nur erdenklichen Situation auf Kommando an Ihnen zu orientieren. Binden Sie das Signal deshalb in verschiedene Aktivitäten ein (Generalisierung).
Schritt 4: Setzen Sie die Belohnung nun in Abhängigkeit zu vorherigem Blickkontakt.
Schritt 5: Erweitern Sie das Grundkonstrukt durch eine Alternativoption. Beispiel: Unterbrechungssignal "Hey" gefolgt von "Komm". Die Belohnung gibt es jetzt nur noch im Anschluss an den diesbezüglichen Erfolg.

Eine Einsteigerübung zum Abbruchsignal kennen Sie bereits aus Kapitel 5 (dort: Problem Straßenfund - Grundlagentraining – die Signalkombination "Nein" und "Nimm"). Diese Übung können Sie leicht modifizieren, indem Sie das Fressverbot auf einen weiteren Bereich oder einen vergrößerten Personenkreis beziehen.

Übung Fressverbot:

Mit dieser Übung hemmen Sie den instinktiven Handlungsimpuls. Zusätzlich bereiten Sie Ihren Hund sinnvoll auf das Giftködertraining vor.

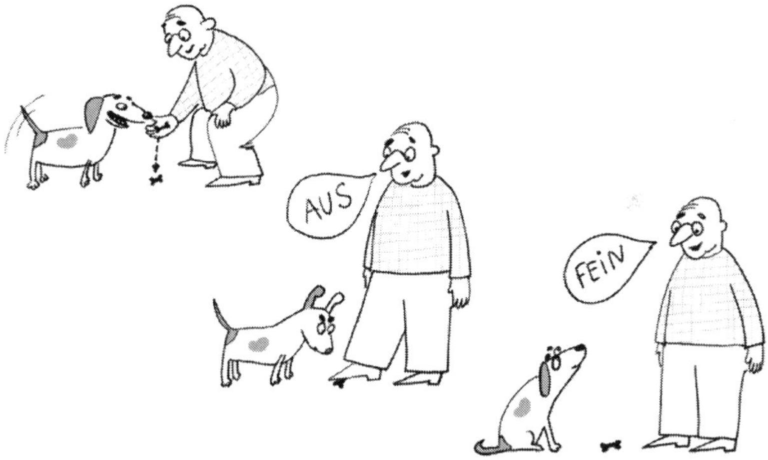

Schritt 1: Füttern Sie Ihren Hund mit Leckerchen aus der Hand.
Schritt 2: Lassen Sie absichtlich eines der Futterteilchen fallen.
Schritt 3: Kommunizieren Sie das Herabfallen mit dem Abbruchsignal und halten Sie Ihren Fuß, wenn nötig unterstützend, über die Leckerei.
Schritt 4: Loben Sie Ihren Hund verbal für Blickkontakt und dafür, dass er die Leckerei unangetastet auf dem Boden liegenlässt.
Schritt 5: Füttern Sie ihn weiter mit Futtermitteln aus der Hand. Die am Boden befindliche Leckerei wird während der gesamten Übung nicht angerührt und steht auch danach nicht zum Fressen frei. Stattdessen heben Sie das Leckerchen im Anschluss an die Übung auf.

Abwandlungsmöglichkeiten der Übungen zur Futterdisziplin:

Sie können in die Übungen auch eine weitere Person einbeziehen. Diese führt die Übungen entsprechend der obigen Anleitung aus. Einziger Unterschied: Die Belohnung bekommt der Hund weiterhin von Ihnen. Auf diese Weise lernen Sie, die Interaktion zwischen dem Hund und einer Drittperson zu kontrollieren. Das kann sehr nützlich sein, zum Beispiel wenn Sie nicht wollen, dass sich Ihr Hund von fremden Personen füttern lässt.
Steigern Sie die Schwierigkeit, indem Sie sich immer weiter von Ihrem Hund entfernen.

Übung Abbruchsignal mit Ball:

Schritt 1: Zeigen Sie Ihrem Hund das Objekt. Geben Sie dabei das Abbruchsignal (Ausnahme: Wenn Ihr Hund das Abbruchsignal beherrscht, brauchen Sie es zu Beginn der Übung nicht mehr erwähnen).
Schritt 2: Lassen Sie das Objekt fallen und wiederholen Sie das akustische Signal.
Schritt 3: Schirmen Sie den heruntergefallenen Gegenstand ab, falls Ihr Hund versucht, darauf zuzugehen. Leinen Sie ihn notfalls an.
Schritt 4: Loben Sie Ihren Hund für Blickkontakt und physische Ruhe, indem Sie gemeinsam mit dem Spielzeug spielen.
Schritt 5: Der dritte Schritt ist nur als faktische Hilfsoption gedacht und soll auf lange Sicht entfallen. Sobald die Ansprache reicht, können Sie die Ansprüche an Ihren Hund erhöhen. Werfen Sie das Objekt weiter und mit immer mehr Schwung, werfen Sie es auch mal direkt an Ihrem Hund vorbei und in Richtungen, die Sie körperlich nicht absichern können.

Sie können jeden beliebigen Gegenstand in die Übung integrieren. Je hochwertiger die Ressource aus Sicht des Hundes ist, desto herausfordernder ist die Triebregulation.

Ergänzende Informationen zum Abbruchsignal (auch: Unterbrechungssignal) finden Sie in Kapitel 4.

Sonderfall – Mehrhundhaltung

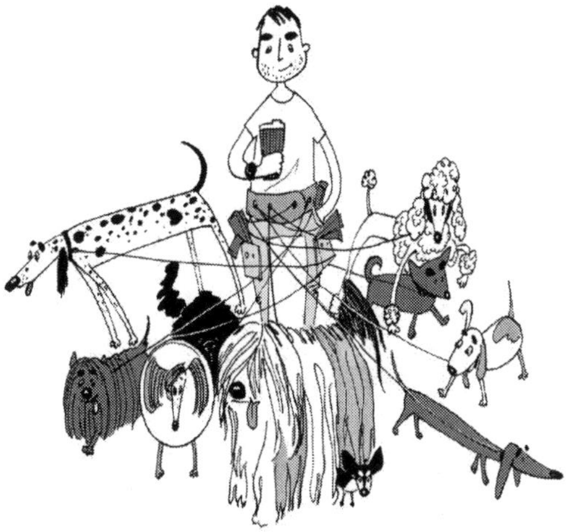

Der Hund ist ein soziales Tier und wird von den Menschen auch zusehends als solches erkannt. In der Folge bemühen sich immer mehr Hundehalter um die Schaffung einer rudelähnlichen Sozialstruktur, indem Sie zur Mehrhundhaltung übergehen. Allerdings ist diese Bewegung nicht nur positiv zu sehen, denn neben jedem Vorteil eröffnet sich auch ein weiterer Problembereich.

Risiken der Mehrhundhaltung

Die Entscheidung für einen zweiten Hund wird zunächst auf sachlicher Basis gefällt. Neben der vorhandenen Unterbringungsmöglichkeit und dem materiellen Versorgungsaspekt müssen alle Beteiligten in den Kauf miteinbezogen und mit diesem einverstanden sein. Sofern Ihre Vorüberlegungen stimmig sind, sollten Sie über mögliche Risiken reflektieren.

Falls Sie mit Ihrem Ersthund vor Erziehungsproblemen stehen, ist zu befürchten, dass sich die Komplikationen potenzieren. Mit jedem weiteren Hund lässt die Prägung auf den Menschen ein wenig nach. Die Hunde richten sich zunehmend an dem Verhalten ihrer Artgenossen aus. Sie können dabei zwar auch im positiven Sinne voneinander lernen, doch anders herum geht es eben auch.

Auch wenn Sie viele Dinge parallel erledigen können (zum Beispiel die Fütterung und Ruhepausen), müssen Sie einige Handlungen separat vornehmen. Ein zweiter Hund bedeutet immer einen zeitlichen Mehraufwand, der sich vor allem im Erziehungsumfeld bemerkbar macht. Jeder Hund folgt einem Lehrkonzept, das seinen individuellen Voraussetzungen entspricht (Berücksichtigung der Vorgeschichte, rassetypischer Verhaltensweisen, Lernschwierigkeiten und Intellekt). Das Auffrischen bekannter Lerninhalte kann aber gemeinschaftlich geschehen.

Grenzen Sie das Risiko vorbeugend ein, indem Sie Ihren Zweithund anhand bestimmter Merkmale wählen. Beispiel: Wenn Ihr Ersthund eine phobische Störung hat oder auf sonstige Weise auffallend furchtsam ist, brauchen Sie einen wesensfesten Gegenpart, damit die Ängste nicht auf den zweiten Hund übergehen.

Auch eine mögliche Impulsproblematik, zum Beispiel im Zusammenhang mit dem Jagdgeschehen, kann im Rudel grassieren, weil das hitzige Gemüt des einen den anderen aufstacheln kann.

Je mehr Hunde, desto schwieriger sind sie in ihrer Gesamtheit zu kontrollieren. Ein Mehr an Hunden meint somit auch ein Mehr an Pflichtbewusstsein und Moral.

Folgendes Negativbeispiel verdeutlicht das Kontrollproblem:

Weil es im Rudel (im konkreten Fall handelte es sich um drei große Hunde) bereits zu gefährlichen Auseinandersetzungen mit anderen Hunden gekommen war, schränkte das zuständige Gericht die Befugnisse einer Hundehalterin zugunsten der allgemeinen Sicherheit ein. Das gemeinschaftliche Spazierengehen wurde streng sanktioniert und für die Zukunft untersagt.

Sonderfall – Schilddrüsenerkrankung

Die Schilddrüse mit dem wissenschaftlichen Namen Glandula thyreoidea, befindet sich auf der Vorderseite des Halses oberhalb der Luftröhre. Sie reguliert den Stoffwechsel im Wege der Hormonproduktion (Trijodthyronin/T3 und Thyroxin/T4). Ihre Tätigkeit steht in enger Relation zu Hormonen wie dem Thyreotropin (TSH), Thyreoliberin (TRH) und zu biochemischen Botenstoffen, mit denen der Körper auf Stress reagiert.

Die Schilddrüse ist ein Organ, das auf unterschiedliche Weise erkranken kann. Das klassische Störungsbild ist die Schilddrüsenunterfunktion

(Hypothyreose), die vor allem ältere Hunde großer Rassen betrifft und vielfältige Symptome hervorrufen kann.

Subklinische Schilddrüsenunterfunktion

Noch ist strittig, ob es trotz intaktem Blutbild zu Verhaltensänderungen kommen kann (sogenannte subklinische Schilddrüsenunterfunktion).

Die Befürworter dieser Theorie gehen davon aus, dass erste Anzeichen von Aggressivität, Konzentrationsstörungen und Reizbarkeit bereits in dem Zustand vor einer pathologischen Veränderung bemerkt werden können.

Eine mögliche Ursache findet sich in der Stressregulation, die sich gewissermaßen mit der Schilddrüsenfunktion synchronisiert.

Darüber hinaus kommen wechselhafte Ernährungsweisen in Betracht. Die veränderte Jodzufuhr kann eine Erklärung für vorzeigte Verhaltensauffälligkeiten sein, weil der Hund auf Mengenschwankungen reagiert. Jod beeinflusst die Hormonproduktion und kann sowohl in erhöhter als auch in verminderter Konzentration mit Schwierigkeiten verbunden sein.

Ursachen einer Schilddrüsenunterfunktion beim Hund

Der krankhafte Funktionsverlust kann auf eine Entzündung oder einen Tumor zurückzuführen sein. Ferner kommen Vergrößerungen (zum Beispiel aufgrund von Jodmangel) sowie die Verkümmerung und Selbstzerstörung in Betracht. Die Schilddrüsenerkrankung kann schlussendlich auch angeboren sein oder auf eine Fehlfunktion der Hypophyse zurückzuführen sein.

Symptome und beeinflussende Faktoren

Sie erhalten erste Hinweise darauf, ob Ihr Hund von einer Schilddrüsenunterfunktion betroffen ist, indem Sie sein Verhalten evaluieren. Leidet Ihr Hund unter ständigem Durst? Verzeichnen Sie trotz gleichbleibender Futterration eine Zunahme im Gewicht? Wirkt Ihr Hund lethargisch? Hat er Probleme mit Fell und Haut?
Neben Krankheiten wirken eine Menge weiterer Faktoren auf die endokrine Tätigkeit der Schilddrüse ein. So zum Beispiel Temperaturschwankungen und der Zyklus von Tag und Nacht. Ebenso können Funktionsstörungen aufgrund einer unausgewogenen Ernährungsweise, die den Körper nicht ausreichend mit den benötigten Nahrungsbestandteilen versorgt, die Hormonproduktion manipulieren. Die Hormonkonzentration kann auch variieren, wenn ein wechselwirkendes Körpersystem aus dem Gleichgewicht gerät (unter anderem besteht eine hohe Korrelation mit dem neuronalen Stresssystem) oder aufgrund körperlicher Veränderungen (Schwangerschaft, Wachstum, Pubertät).

Diagnostik und Therapie der Hypothyreose beim Hund

Die alleinige Betrachtung der Begleiterscheinungen ist für die Diagnosestellung unbrauchbar, weil die Verhaltenssymptomatik, wie zum Beispiel der Mangel an Selbstregulation, auch zu der Beschreibung anderer Krankheitsbilder passt. Neben der undifferenzierten Schilderung der Verhaltensveränderungen braucht es demnach einen konkreten Erkennungswert.

Klarheit über den medizinischen Befund schaffen eine Blutuntersuchung im Labor und die Untersuchung mit einem Ultraschallgerät.

Die Therapie der Schilddrüsenunterfunktion erfolgt im Wege der Hormonersatztherapie. Der Hund erhält also ein Medikament, das den Hormonmangel kompensiert, woraufhin sich das Allgemeinbefinden recht bald wieder stabilisiert.

Falls die Hypothyreose als alleinige Ursache erkannt werden kann, ist sie im Wege der medikamentösen Therapie gut in den Griff zu bekommen. Ist das nicht der Fall, etwa weil es eine erziehungsbedingte Zweitursache gibt, so ist diese Vorgehensweise nicht sehr aussichtsreich. Vielmehr erfordert die Situation ein ganzheitliches Behandlungskonzept. Dieses umfasst, je nach zugrunde liegendem Verhaltensproblem, Selbregulierungs- und/oder Ruheübungen.

Weiterführende Literatur: Beate Zimmermann: Schilddrüse und Verhalten

Sonderfall – Traumata

Seelische Traumata entstehen unter Extrembedingungen. Es erfordert eine aussichtslose Notsituation, die der Hund als tendenziell lebensbedrohlich erfährt. Er selbst ist aber nicht fähig dazu, handlungsbezogen mit der Zwangslage umzugehen. Der Hund empfindet tiefe Ohnmacht und ein intensives Angstgefühl.

In der extremen Stresssituation wählt der Hund zwischen zwei primären Handlungsoptionen (Kampf oder Flucht). Sollten beide Reaktionsmuster nicht zielführend sein, weicht er notgedrungen auf das Erstarren aus. Beim Erstarren handelt es sich um eine pragmatische Überlebensstrategie, die nicht in einer realen Lösung besteht, sondern eher einen mentalen Abwehrmechanismus beschreibt.

Der Hund blendet einen Teil der Realität samt dem dazugehörigen Körperempfinden aus, um seine Psyche vor dem drohenden Schaden zu bewahren.

Im Anschluss an die Krisensituation wacht der Hund normalerweise aus der Paralyse auf und sucht instinktiv nach einer Möglichkeit, sich von den Strapazen zu erholen. Wenn diese Genesung jedoch nicht erfolgt, bleibt die ursächliche Ausnahmesituation bestehen, obwohl sie faktisch schon längst ausgestanden ist. Die Psyche des Hundes gaukelt ihm vor, in permanenter Gefahr zu sein. Weil der Hund seine Erlebnisse in diesem Zustand nicht verarbeiten kann, haftet das Gefühl der Hilflosigkeit weiter an. Das Trauma entsteht.

Langzeitfolgen

Traumata unterscheiden sich in Hinsicht auf den entstandenen Schaden und die Prognose über den Heilungsverlauf.
Eine Verkettung individueller Umstände legt das Ausmaß des Traumas fest:

Sich wiederholende beziehungsweise lang anhaltende Traumata, die auf ein frühes Entwicklungsstadium fallen, nehmen einen äußerst gesundheitsschädlichen Verlauf, weil der junge Hund noch keine zuverlässigen Bewältigungsmechanismen kennt.
Ferner führen soziale Gewalt sowie körperlicher Schmerz zu einem langfristigen Verarbeitungsproblem, weil er über das Ereignis sein Bindungsvertrauen verliert. Die tatsächliche Wirkung hängt außerdem mit dem persönlichen Bewertungssystem des Hundes zusammen, also damit, welche Bedeutung er den Geschehnissen aus seiner subjektiven Perspektive gibt. Ist der Hund in seiner Psyche bereits labil, wirkt sich dieser Umstand nachteilig auf die Gesamtprognose aus.

Schwere Traumata können zu einer Lernschwäche führen. Das erschwert das Erlernen alternativer Lösungsstrategien und begünstigt die Zerstörung vorhandener Wissensdepots. Der Hund vernichtet sich in puncto kognitive Leistungsfähigkeit gewissermaßen selbst. Außerdem kann es sein, dass seine sozialen Fähigkeiten auf einem rudimentären Stand stagnieren und dass es zu epigenetischen Veränderungen mit negativ gearteter Persönlichkeitsentwicklung kommt.

Nicht therapierte Psychotraumata können sich verselbstständigen und schränken den betroffenen Hund massiv in seinem täglichen Leben ein. Der Hund bleibt – weit über das traumatisierende Erlebnis hinaus – nervös und angespannt. Er wittert überall Gefahr. Zugunsten von Reaktionsvermögen und Geistesgegenwart verzichtet er auf seinen Schlaf. Die Nebenwirkungen des dauerhaften Schlafmangels können eine erhöhte Reizbarkeit und Überreaktionen sein. Der Hund kann seine aufkommenden Impulse folglich immer schlechter regulieren.

Hat der Hund während des Schockerlebnisses bestimmte Sinneseindrücke registriert (zum Beispiel einen einprägsamen Geruch oder ein charakteristisches Geräusch), stellen diese eine Verbindung zum Trauma her. Jede Konfrontation mit der assoziierten Information reaktiviert die traumatischen Erfahrungen. Der Hund durchlebt das einschneidende Erlebnis dadurch in ewiger Wiederkehr. Er gerät immer tiefer in den Strudel aus negativen Emotionen hinein, wodurch er mit jedem Mal heftiger auf die Trigger reagiert. Auch wenn die Situation sachlich gesehen völlig unbedenklich ist, nutzt der Hund den körperlichen Stress, um sich auf ein potenzielles Kampfszenario einzustellen. Für den Hund sind die unangemessenen Reaktionen ein vorbeugender Überlebensschutz, der Halter kann die

Zusammenhänge oft jedoch nur bruchstückhaft verstehen, weil es schließlich keine reale Gefahrenlage gibt.

Diagnose und Therapie

Die Bewertung, ob die Verhaltensauffälligkeiten des Hundes auf einer Traumatisierung oder auf einem alternativen beziehungsweise ergänzendem Störungsbild basieren, fällt vielfach schwer. Zum einen, weil man im Umgang mit dem Hund auf die humanmedizinischen Forschungsergebnisse vertraut, obgleich es keine Garantie für eine interspezifische Deckungsgleichheit gibt. Zum anderen mangelt es an der direkten Kommunikation, weshalb etwaige Rückschlüsse immer unter Vorbehalt stehen. Die Trauma-Arbeit ist zum Teil also ein hypothetisches Konstrukt.

Ein Hund mit Traumaproblem bedarf der frühzeitigen Intervention, damit sich die Störungen nicht chronifizieren es zu einer gravierenden Bewältigungsblockade kommt.
Die therapeutischen Behandlungsformen zielen vor allem darauf ab, die Psyche zu stabilisieren. Die Maßnahmen sollen vertrauensbildend sein und eine positive Grundhaltung implementieren.

Setzen Sie die therapeutischen Ansätze auf ein solides Fundament, indem Sie Ihrem Hund Selbstbeherrschung und Problemlösefähigkeit lehren. Das Training ist ein wesentlicher Schritt im Heilungsprozess, weil der Hund im Vertrauen auf seine eigene Kompetenz besser mit Problemen umgehen kann. Der Ausbau von pragmatischen Lösungsstrategien im Wege der Erziehung und die emotionale Gesundung tragen als Kernfaktoren zur Verarbeitung des Traumas bei.

Am effektivsten wirken Sie auf das Bindungsverhalten Ihres Hundes ein, indem Sie dessen Sicherheitsbedürfnis stillen. Das emotionale

Wohlergehen hat nämlich einen starken Effekt auf die Lernfähigkeit: Während der Hund in einer riskanten Situation instinktive Angstreaktionen zeigt (neuronaler Zuständigkeitsbereich: Amygdala), findet er in einer ungefährlichen Situation einen sinnvolleren Lösungsweg (funktionaler Hirnbereich: Hippocampus/Lernzentrum). Sein emotionales Empfinden entscheidet also darüber, ob der Hund eher zu destruktiven Reflexen oder zu konstruktiven Reaktionsmustern neigt.

Darüber hinaus setzt der Hund in einer partnerschaftlichen Situation erhöhte Mengen an Bindungshormonen frei (Oxytocin), welche etwaige Stresshormone (Kortisol) kompensieren. Vertrauen und Geborgenheit fördert damit seine innere Balance und Ausgeglichenheit.

Die Traumatherapie kann Ihren Hund nicht von seinen Erfahrungen heilen, aber sie kann seinen Umgang damit optimieren (sogenanntes Extinktionsverfahren).

Weiterführende Literatur:

- Nicole Wilde: Der ängstliche Hund: Stress, Unsicherheiten und Angst wirkungsvoll begegnen (Das besondere Hundebuch)
- Angst bei Hunden – mit Martin Rütter: Umgang mit ängstlichen und traumatisierten Hunden

Sonderfall – ADHS

ADHS ist ein hyperkinetisches Störungsbild, das man aus der menschlichen Gesundheitslehre kennt. Doch tatsächlich scheint die Krankheit auch in der Tiermedizin zu existieren, schließlich sind einige der Leitsymptome bei beiden Spezies gleich:

AD: So wirkt sich das Aufmerksamkeitsdefizit negativ auf die Fähigkeit aus, sich über längere Zeit zu konzentrieren. Aufgaben werden nicht zu Ende geführt, weil sich die Aufmerksamkeit des Hundes wie ein Pendel zwischen unterschiedlichen Reizen hin und her bewegt. Der Hund kann nicht erkennen, welcher Stimulus den Vorrang hat und wirkt zerstreut.

HS: Darüber hinaus sind hyperaktive Hunde ruhelos. Sie sind immer in Aktion und können ihren Bewegungsdrang nicht sinnvoll regulieren. Deshalb reagieren Sie oft mit übersteigerten sowie hemmungslosen Handlungen, die dem Anlass entsprechend völlig fehlplatziert erscheinen. Zu rasten fällt ihnen schwer.

Die Kardinalsymptome können sich mit einer Vielzahl an Begleiterscheinungen vermengen, zum Beispiel mit psychischen Erkrankungen, motorischen Defiziten und Verhaltensauffälligkeiten von diverser Art.

Die Heterogenität der Symptome stellt die Diagnostik vor ein großes Problem, weil sie ADHS nicht beweisen, sondern lediglich indizieren. Nahezu jede Verhaltensabnormität kann sowohl für die Aufmerksamkeits-/Hyperaktivitätsstörung stehen, als auch einem anderen Zusammenhang entspringen. Der Befund ist schon beim Menschen nebulös und verliert beim Hund noch weiter an Kontur. In der Konsequenz wird ADHS so manches Mal fehldiagnostiziert. Nicht immer ist der Fehlbefund auch intendiert, jedoch bietet er schnelle Antwort und eröffnet ein profitables Geschäft. Seien Sie deshalb skeptisch und holen Sie bei Bedenken eine zweite Meinung ein.

Ursachen

Solange die Diagnose nichts weiter als eine unbelegte Hypothese ist, bleibt die Ursache ebenfalls ungewiss. Welche Faktorengruppe oder welches Einzelmotiv maßgeblich an der Fehlentwicklung beteiligt ist, ist bis jetzt nicht zweifelsfrei geklärt. Neben den zwei Hauptkategorien "Genetik" und "Medizin" kommen auch soziale Einflüsse als Auslöser in Betracht. Unter die gängigen Risikofaktoren fallen zum Beispiel die Bindungsschwäche und Disharmonie.

Folgen und Interventionsmöglichkeiten

Fatalerweise bilden sich neuronale Strukturen durch den wiederholten Gebrauch. Hunde mit problematischer Vergangenheit entwickeln deshalb Verknüpfungen, die sich an ihrem Störverhalten orientieren. Dadurch verstärkt sich die Verhaltensauffälligkeit, weil das Gehirn vorzugsweise jene Lösungsmuster aktiviert, die es bereits kennt.

Häufig entwickelt sich auch eine Dysbalance im Spannungssystem. Sympathikus (erhöhte Reaktionsbereitschaft) und Parasympathikus (Entspannungsfähigkeit) wechseln sich nicht entsprechend der situativen Bedürfnisse des Hundes ab. Stattdessen überwiegt die Steuerung des Sympathikus und versetzt den Hund in einen Zustand von permanentem Stress. Dieser reagiert unter anderem mit Hektik und erhöhter Reizbarkeit.

Wenn Ihr Hund unbeherrschte Verhaltensweisen zeigt und Verdacht auf ADHS besteht, sind sowohl Sie als auch Ihr Hund Trainingsadressat. Es ist wichtig, dass Sie die neurologischen und behavioristischen Zusammenhänge verstehen. Dadurch entwickeln Sie Verständnis für den Hund und erkennen die Stellen, an denen Ihre Interventionsmaßnahmen möglich sind.

Am effektivsten unterstützen Sie Ihren Hund im Alltagsgeschehen, indem Sie die beiderseitige Bindung stabilisieren. Entfernen Sie sich bewusst von dem täglichen Streitgeschehen. Lassen Sie nicht zu, dass die derzeitige Mutlosigkeit über die Qualität Ihrer Beziehung bestimmt. Gehen Sie stattdessen konstruktiv auf die Konflikte zu. Entwickeln Sie ein plausibles Regelwerk, das Ihre gemeinsame Zeit klar strukturiert. Zeigen Sie Grenzen auf und versuchen Sie Ihr Leben rational und effizient zu organisieren.

Damit sich das Gehirn zum Vorteil Ihres Hundes strukturiert, braucht er ein ausgeklügeltes Therapieprogramm, das seine individuellen Handlungsschwächen durch bessere Lösungsmuster ersetzt. Zu den wesentlichen Übungsfeldern zählen der Ausbau der Selbstbeherrschungs-, Konzentrations- und Konfliktfähigkeit.

Stellen Sie sich auf schrittweise Veränderungen ein. Die Entwicklungsverläufe brauchen Zeit. Bei einem schweren Störungsbild bleiben die gewünschten Ergebnisse manchmal auch aus. Umsonst ist Ihr Bemühen jedoch nicht – mit Beharrlichkeit und Kontinuität erreichen Sie zumindest Linderung und heben damit sowohl Ihre eigene Lebensqualität als auch die Ihres Hundes an.

Erleichtern Sie sich den Übergang, indem Sie sich neu zu dem Thema positionieren. Lösen Sie sich von etwaigen Stigmata und üben Sie sich in Akzeptanz. Legen Sie den Fokus auf jene Dinge, die Ihr Hund gut kann und erfreuen Sie sich am Beisammensein.

Medikamentöse Unterstützung

Pharmazeutika gegen ADHS wirken auf das dopaminerge System, dabei ist ein etwaiger Dopaminmangel wissenschaftlich nicht belegt.

Erschwerend kommt hinzu, dass die Diagnose in einem nicht zu unterschätzenden Maße auf einer bloßen Vermutung basiert. Die Vergabe eines Medikaments ist ein riskanter Schritt, der dem Extremfall vorbehalten bleiben sollte. Doch selbst in einem solchen Fall sollte sie nicht alleine stehen, sondern lediglich in unterstützender Funktion an der Aufarbeitung der Gesamtsituation beteiligt sein.

Weiterführende Literatur: Maria Hense: Der hyperaktive Hund

Exemplarischer Übungsplan für das erste Lebensjahr

Die Welpenzeit ist aufregend und schön. Sie ist aber auch ein wichtiger Wegbereiter, der den Hund mit allen Fähigkeiten ausstatten soll, die er im Erwachsenenalter braucht. Mit diesem Leitfaden geben wir Ihnen eine stabile Basis an die Hand, auf der sich Ihr Hund sozialkonform entwickeln kann.

Der nachfolgende Erziehungsplan umfasst schwerpunktmäßig das erste Lebensjahr und zeigt parallel dazu die wichtigsten Eckpfeiler in der Entwicklung Ihres Hundes auf, weil sich die Ausbildung stark an der körperlichen Leistungsfähigkeit des jungen Hundes orientiert. Nutzen Sie das gelistete Datenmaterial als richtungsweisende Idee. Fügen Sie Inhalte von persönlicher Relevanz hinzu (Beurteilung der individuellen Lebenssituation, Rassewahl, Vorgeschichte und Persönlichkeit) und passen Sie die Liste, zum Beispiel im Falle von besonderen Lernschwierigkeiten, bedarfsgerecht an.

1. Lebensmonat

In dieser Zeit öffnet der junge Welpe die Augen, lernt zu stehen, zu gehen und verrichtet sein Geschäft aus eigener Kraft. Die Entwicklungsimpulse fallen in den Zuständigkeitsbereich des Muttertiers. Menschliches Eingreifen ist, mit Ausnahme der Versorgungs-, Reinigungsroutine und gegebenenfalls medizinischer Intervention, nicht erforderlich.

2. Lebensmonat

Der Hund lernt eigenständig Nahrung aufzunehmen.
Die Entwöhnung von der Mutter und die Prägung auf den Menschen findet langsam statt.
Falls Sie diese Phase aktiv gestalten wollen, sollten Sie Ihren zukünftigen Hund regelmäßig sehen. Kuscheln und spielen Sie mit ihm. Knüpfen Sie ein positives Band.

3. Lebensmonat

Die erste Woche im neuen Heim:

Der Umzug findet spätestens in der 12. Lebenswoche statt (Standardhundekauf ohne Auslandsbezug). Nun fängt die Erziehungsarbeit richtig an.

Die erste Woche im neuen Heim wird als allgemeine Kennlernphase verbucht, in der kein Platz für richtiges Training ist. Zu Beginn laufen die Dinge ganz nebenbei. Der Hund lernt neue Umgebungsgerüche kennen, erkundet unbekanntes Areal, macht sich mit den geltenden Regularien vertraut. Er erfasst die Situation und stellt sich auf sein neues Zuhause ein.

Die zweite Woche zu Hause und die Zeit danach:

Sobald sich der Welpe mit den häuslichen Lebensbedingungen angefreundet hat, können Sie mit dem Umgebungstraining beginnen. Führen Sie Ihren Hund schrittweise an alle Wahrnehmungsbereiche heran, die später für ihn von Belang sein sollen. Darunter fallen:

1. das Erkunden der Wohnumgebung,
2. das Begleiten an Orte von zentralem Geschehen (zum Beispiel der Arbeitsplatz des Halters oder die nächstgelegene Bäckerei),
3. die Gewöhnung an verschiedene Transportmittel (unter anderem Auto, Bus und Bahn) inklusive der dazugehörigen baulichen Station (wie Bahnhof und Flughafen),
4. die Konfrontation mit verschiedenen Bodenflächen (Pflasterstein, Fliesen, Schotter, Glas) und die unterschiedliche Anordnung der einzelnen Trittelemente (Treppe, Brücke, Lift),
5. das Entdecken neuer Geräusche (Geräusche aus der Natur, Straßenlärm, Rollkoffer, Geräusche im Zusammenhang mit Sport und weitere).

Beginnen Sie an Orten, die Ihrem Zuhause in Art und Qualität am nächsten sind. Wohnen Sie also auf dem Land, entdeckt Ihr Welpe zuerst Parks und ruhige Wohnviertel, bevor es ihn irgendwann in bevölkerungsreiche Gegenden zieht. Umgekehrt verhält es sich bei einem Hund aus der Stadt: Dieser wird zunächst mit Reizen konfrontiert, die von alltäglicher Bewandtnis sind (das kann die Fußgängerpassage sein oder der nahe gelegene Skaterpark).

Die ersten zwei Monate bei Ihnen ranken sich im Wesentlichen um die Sozialisation.
Stellen Sie Ihrem Hund andere Menschen vor. Wählen Sie die

Begegnungen so, dass Ihr Hund menschliche Kontakte mit positiven Empfindungen besetzt. Die Besucher sollen den Hund streicheln, mit ihm spielen und ihm demonstrieren, dass menschliche Individuen unterschiedlich sind (bezogen auf Geruch, Gangart, Aussehen, Artikulation). Unter anderem bereiten Sie Ihren Hund damit auf Notsituationen vor, in denen er zum Beispiel fremdbetreut werden muss. Darunter fällt auch der erste Besuch beim Arzt. Kündigen Sie sich zum Kennenlernen in der Tierarztpraxis an. Zu einer (schmerzhaften) Behandlung kommt es an diesem Tage aber nicht. Ihr Welpe lernt erst mal nur die Räumlichkeiten kennen, vielleicht gibt es körperlichen Erstkontakt und eine sanfte Behandlungssimulation (in die Ohren schauen, abtasten, Gebiss kontrollieren).

Lassen Sie auch den Erstkontakt zu Kindern zu. Bleiben Sie währenddessen aber dabei.
Zwingen Sie Ihrem Hund die Begegnungen nicht auf, sondern bieten Sie ihm auch die Möglichkeit zum Rückzug an.

Der wichtigste Sozialkontakt sind immer Sie. Deshalb ist der Bindungsaufbau zu Ihnen von höchster Relevanz. Die Erziehung beginnt über die Festigung der Sozialstruktur faktisch von Anfang an. Indem Sie die Versorgung des Hundes sicherstellen, Zuneigung zeigen sowie Sicherheit und Klarheit im Erziehungsgerüst gewähren, setzen Sie ein solides Fundament.
Arbeiten Sie in den kommenden Wochen daran, indem Sie die ersten Aufmerksamkeitsübungen in den Spaziergang integrieren (zum Beispiel Verstecken oder unangekündigter Richtungswechsel).

Welpengruppen sind ohne Impfschutz in den allermeisten Fällen ein Tabu. In den ersten Lebenswochen lernt der Hund aber mit seinen Artgenossen zu kommunizieren. Weichen Sie deshalb übergangsweise/

ergänzend auf private Kontakte aus. Wenn Sie für die Begegnungen geimpfte Hunde wählen, ist das gesundheitsgefährdende Risiko gering. Achten Sie auch hier auf eine breit gefächerte Variation (Hunde verschiedener Altersklassen, verschiedenen Geschlechts, unterschiedlicher Rasse und Körperstatur).

In den ersten Lebenswochen orientieren Sie sich im Training an der Konzentrationsfähigkeit des Hundes und an Ihrer selbstdefinierten Priorität. Das Alleinbleiben und die Stubenreinheit zählt aus Sicht des Hundehalters meistens zum priorisierten Übungsprogramm dazu.

Wenn der Eingewöhnungsstress abgeklungen ist, können Sie langsam mit dem Grundgehorsamkeitstraining beginnen. Führen Sie die einzelnen Übungsstränge mehrmals täglich durch. Beispiel: Signalarbeit "Sitz" ca. 10 Mal über den Tag verteilt.

Weitere Trainingsinhalte können sein:

1. Platz,
2. Nein,
3. Komm,
4. Bleib,
5. Abbruchsignal,
6. Spielstopp,
7. Rückruf.

Die Signalarbeit bewegt sich zu dieser Zeit noch nah am Grundmodell. Verschärfte Ablenkungen finden etwa ab dem vierten/fünften Lebensmonat statt.

Übungsplan zweiter Teil:

Gewöhnen Sie Ihrem Hund auch das Leinenhandling an. Halsband, Geschirr und Leine sollen ihn nicht ängstigen, stören oder mit negativen Emotionen verbunden sein. Halten Sie sich an die Regeln über das Lernen am Erfolg (Stichwort: Leinenzug).

Ab der 12. Lebenswoche braucht der Welpe ein kontrolliertes Bewegungsangebot. Dauer und Intensität müssen dabei an die Belastungsobergrenze angepasst sein, welche sich aus der Tatsache ergibt, dass die Knochen bei Überlastung deformieren.

Folgende Bewegungsmuster sind erlaubt:

- Körperkontrolle (zum Beispiel das Überwinden von Hindernissen),
- Sinnvolle Apportierspiele (Vorsicht bei eintöniger Repetition!),
- Wasserkontakt (jedoch kein Ausdauerschwimmen),
- Aber: keine hohen Sprünge und keine Intensivarbeit.

Dauer der täglichen Belastungszeit:

Die optimale Trainingszeit kann variieren. In der Regel signalisiert Ihnen der Hund seinen individuellen Grenzbereich. Die Aufmerksamkeitsspanne eines drei Monate alten Welpen ist bereits nach wenigen Minuten erreicht. Setzen Sie die gesamte Übungsdauer vorsichtig bei 15 Minuten an und teilen Sie diese auf mehrere kleine Trainingssequenzen auf (zum Beispiel fünf Mal täglich jeweils drei Minuten). Vielleicht ist die Aufnahmefähigkeit schon früher limitiert, vielleicht besteht der natürliche Beschäftigungsdrang aber auch über Ihr Trainingsangebot hinaus. Testen Sie sich langsam an die tägliche Idealdosis Ihres Hundes heran.

Darüber hinaus können Sie nun die Qualität der Spaziergänge erhöhen, indem Sie Leinen-, Aufmerksamkeits- und Impulsübungen in die Gassirunde integrieren.

4. Lebensmonat

Setzen Sie das Sozialisierungsmodell aus dem vorangegangenen Monat fort (Umgebung, soziale Gruppen, Hundekontakt). Beziehen Sie alle Reize mit ein, auf die Ihr Hund in Zukunft positiv reagieren oder die er zumindest mit Gelassenheit ertragen können soll.
Falls dem Hund in Ihrem privaten Umfeld Kontakt zu seinesgleichen fehlt, sollten Sie sich spätestens nun um den Zugang zu einem Welpentreff bemühen, weil die wichtigste Lernphase bezüglich der Kommunikation beinahe abgeschlossen ist. Schwerwiegende Defizite lassen sich später nicht mehr vollständig korrigieren.

Kleine Hunde kommen in ihrem vierten Lebensmonat bereits in die Pubertät. Der Hund befindet sich in einem hormonellen Veränderungsprozess. Er ist nun kein Welpe mehr, sondern befindet sich als sogenannter Junghund in der Schwebe zum Erwachsensein. Stellen Sie sich auf erste Rückschläge im Training ein.

5. Lebensmonat

Weil der Hund zwischen Woche 21 und 24 noch immer in der Hauptwachstumsphase steckt, hält das körperliche Belastungslimit weiter an. Sie dürfen die Gelenke und Knochen nicht überstrapazieren. Intensive Trainingsphasen sind deshalb auf wenige Minuten begrenzt. Belastungszeiten von einer Minute klingen wenig, reichen

aber vollkommen aus. Die anschließenden Pausen dauern mindestens doppelt so lang.
Bauen Sie die Ruhefähigkeit Ihres Hundes aus (zum Beispiel Impulskontrolle und Training mit der Ruhebox) und üben Sie sich in adäquatem Spiel (zum Beispiel Suchspiele).

6. Lebensmonat

Lebenswoche 25 bis 28: Kleine Hunde schließen ihre primäre Wachstumsphase ab. Bei ihnen nimmt die körperliche Leistungsfähigkeit nun zu. Große Hunde halten sich bei physischen Trainingsinhalten weiterhin zurück.

7. – 12. Lebensmonat

Von der 29. bis zur 32. Lebenswoche setzt auch bei großen Hunderassen die pubertäre Entwicklungsstufe ein. Versuchen Sie mit Trainingsdämpfern gelassen umzugehen.

Beurteilen Sie etwaige Wesensveränderungen an Ihrem Hund und gehen Sie bei Bedarf erzieherisch dagegen vor. Typische Arbeitsfelder sind:

- Beim Dominanzproblem: Festigung der Sozialstruktur, Bindungsaufbau und ein klares sowie konsequentes Regelwerk.
- Plötzliche Jagdlust: alternatives Beschäftigungsspiel.
- Bei übersteigerter Aktivität: Impulskontrolle, Ruhetraining und Leinenführigkeit.

Den Grundgehorsam wiederholen Sie in allen Lebensmonaten nebenbei.

Ab dem 1. Lebensjahr

Sobald die Wachstumsfugen geschlossen sind, kann der Hund auf einer höheren Belastungsstufe trainieren.

Große Hunde schließen das Wachstum zwischen dem 12. und 15. Lebensmonat im Wesentlichen ab. Ab nun beginnt für Sie der intensive Sport (Ausdauersport wie Radsport, Pferdebegleitung, Lauftraining und Intervallbeschäftigungen wie das Reizangelspiel). Führen Sie Ihren Hund ganz allmählich an ein höheres Leistungsniveau heran.

Abschließende Reminder und Praxistipps:

- Kommunizieren Sie klar und mit Respekt.
- Gestalten Sie den Umgang fair (möglichst keine negativen Emotionen).
- Passen Sie das Training an Alter, mentale Reife und Persönlichkeit des Hundes an.
- Folgen Sie keinem festgeschriebenen Stundenplan, sondern brechen Sie das Training bei Ermüdungserscheinungen ab.
- Führen Sie regelmäßige Ruhephasen ein.
- Berücksichtigen Sie externe Übungsfaktoren (zum Beispiel Wetterbedingungen).
- Üben Sie sich in Geduld und Gelassenheit.
- Gestehen Sie sich selbst und Ihrem Hund Stärken, Schwächen und individuelle Fehlbarkeit ein.

- Trainieren Sie besser kurz und strukturiert als zu viel und unüberlegt.
- Hunde lernen auch über die Welpenzeit hinaus. Holen Sie verpasste Trainingseinheiten nach. Aber: Die optimalen Lernbedingungen stehen unter anderem in Abhängigkeit zum neuronalen Entwicklungsprozess.

KAPITEL 7: Ausblick – Die Arbeit mit Ihrem Hund zum kontinuierlichen Erfolg

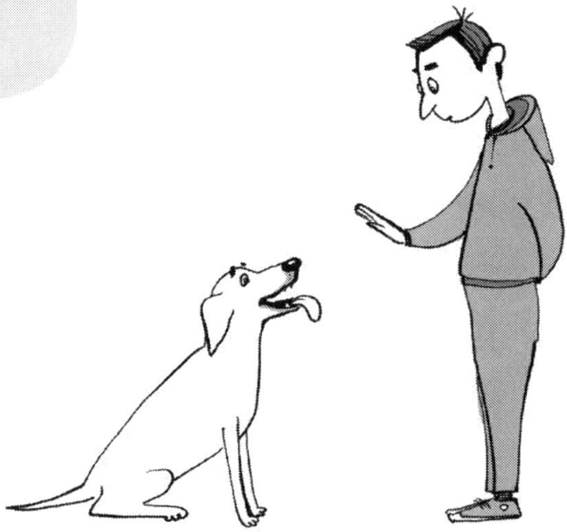

Wie Sie beim Lesen der vorangegangenen Kapitel feststellen konnten, ist die Hundeerziehung in der Theorie zwar logisch und klar, in der praktischen Umsetzung jedoch recht komplex. Das liegt unter anderem daran, dass verschiedene Ansichten divergieren. Dazu zählt die des Hundes, Ihre eigene und die aus Ihrem sozialen Nahbereich. Eine Ihrer Aufgaben ist es demnach, einen praktikablen Mittelweg zu kreieren.

Wie gehen Sie nun also mit wichtigen Verhaltensfragen um?

Sie können den Weg des geringsten Widerstands gehen und die Probleme akzeptieren. Oder Sie trainieren Ihren Hund, halten aber repetitiv an Ihrem höchstpersönlichen Erziehungskonzept fest, ohne Analyse und Reflexion.

Aber: Die totale Akzeptanz reduziert Perspektive und Erfolgswahrscheinlichkeit. Der Status quo stagniert, vielleicht stellen sich situative Annehmlichkeiten sogar noch weiter ein.

Eine weitere, und in diesem Fall die bessere, Verhaltensoption ist der ganzheitliche Problembezug. Damit ist das theoretische Verständnis und der methodische Umgang mit der störenden Eigenschaft gemeint. Je nach Problemlage kann ein Teil der Arbeit die Reduktion von Stressoren sein, Sie können sich parallel dazu auf den Bindungsaufbau fokussieren oder über Rituale und alternative Beschäftigungsformen neue Reaktionsketten etablieren, die besser mit Ihren und äußeren Ansprüchen konvergieren.

Durch das Training bereichern Sie Ihr Miteinander um Qualität. Mit jedem Übungserfolg gewinnt Ihr Hund Freiräume hinzu, mit jeder Hürde, die durch die gemeinsame Arbeit fällt, erschließt sich ein neuer Erfahrungskreis.

Sofern es keine gesundheitlichen Bedenken gibt, können Sie die Übungstechniken an geeigneter Stelle in Ihren Alltag implementieren. Dabei sind Alter und Rasse sekundär. Mit einer strategischen Umstellung der täglichen Abläufe ist oft schon viel erreicht. Sie müssen die Übungen nicht einmal wirklich als "Training" deklarieren. Vieles läuft ganz nebenbei. Halten Sie sich selbst immer wieder dazu an, die eingeschlagene Richtung zu korrigieren, weil Sie, der Hund und die Welt um Sie herum im stetigen Wandel sind. Veränderungsprozesse gehören zum Leben dazu, sie stoßen das individuelle Wachstum an. Gleichzeitig strapazieren Sie die Anpassungsfähigkeit und beeinträchtigen die Impulsresistenz, wenn die rationale Auseinandersetzung mit den neuen Lebensverhältnissen fehlt.

Jeder Hundehalter wünscht sich einen gut erzogenen Hund und hofft auf harmonische Zusammenarbeit. Der Erziehungsanspruch geht aber oft in Richtung Perfektion. Dort ist er jedoch fehlplatziert, denn leider gibt es für die tierischen Probleme kein Patentrezept. Dafür sind sie einfach zu facettenreich und individuell. Der Erfolg bei Hunden mit neuronaler Fehlfunktion, schwerwiegenden Traumata oder intensiver Jagdambition ist manchmal sehr begrenzt. Passen Sie Ihre Ziele in realistischer Weis an Ihren Hund an und bleiben Sie mit Geduld dabei. Selbst wenn es nicht zur Heilung kommt, ist jeder Schritt nach vorn ein Qualitätsgewinn.

Ein Erfolgsversprechen erhalten Sie durch die hiesigen Erziehungsmethoden leider nicht. Wohl aber eine realistische Chance auf Lösungen und die Zuversicht, souverän mit Störverhalten umzugehen.

Versuchen Sie in den Handlungen nicht die vermeintliche Perfektion zu sehen. Konzentrieren Sie sich auch auf die Einzigartigkeit des Hundes, auf die Faszination Leben, darauf, dass Sie gerade mit einer anderen Spezies kommunizieren und wie gut das Miteinander trotz unterschiedlicher Kommunikationssysteme klappt.

Nutzen Sie die gemeinsamen (Miss-) Erfolge konstruktiv für sich selbst, indem Sie über Ihre Ansichten und das erzieherische Vorgehen reflektieren. Das Leben mit einem Hund ist immer wechselseitig zu verstehen. Seine nonverbale Kommunikation enthält oft auch eine direkte Botschaft an Sie selbst. Wenn Sie das Training als gemeinsamen Wachstumsprozess verstehen und Ihre Verantwortlichkeit gegenüber dem Hund erkennen, kann das ein wichtiger Augenöffner sein. Mit der anschließenden Korrektur von Handlungsweisen und Lebensbedingungen kommen Sie schnell in den Genuss einer allgemeinen Verbesserung. Spannungsfelder lösen sich auf und ebnen den Weg für eine entspanntere Lebensart.

Erziehung ist weder Hexenwerk, noch läuft sie von allein. Ich wünsche Ihnen auf Ihrem ganz persönlichen Weg die nötige Liebe, Durchhaltekraft und Beständigkeit und vor allem eine wundervolle Zeit!

Weiterführende Literatur und Medien

Dieses Buch ist sehr sorgfältig recherchiert, es ist jedoch kein wissenschaftliches Lehrbuch. Es handelt sich hierbei um einen Ratgeber und dieser dient Ihnen als erste Orientierungshilfe. Es empfiehlt sich, darüber hinaus zusätzlich fachmännischen Rat zu holen und sich weitere Informationen zu beschaffen.

In der folgenden Liste finden Sie einige empfehlenswerte Bücher und Online-Artikel, die Ihr persönliches Wissen zum Thema Impulskontrolle bei Hunden erweitern könnten. Einige Titel liegen nur englischsprachig vor, viele gibt es auch in deutscher Übersetzung. Viele Werke hängen nur indirekt mit dem Thema meines Buches im engeren Sinne zusammen. Sie helfen jedoch demjenigen, der in den Gebieten Hundeverständnis, Hundeerziehung und Rudelführung weiterkommen möchte. Die Liste ist nach Themenkomplexen gegliedert und alphabetisch geordnet.

BÜCHER

Bekoff, Marc: Das Gefühlsleben der Tiere. Ein führender Wissenschaftler untersucht Freude, Kummer und Empathie bei Tieren. Animal Learn Verlag, Bernau 2014, 3. Auflage.

Feddersen-Petersen, Dorit: Ausdrucksverhalten beim Hund. Mimik, Körpersprache, Kommunikation und Verständigung. Franckh-Kosmos Verlag, Oktober 2008.

Friedrich, Uwe. Durm, Christine. Popic, Swen: Anti-Jagdtraining mit Uwe Friedrich. Müller Rüschlikon, Oktober 2019.

Ganslosser, Udo: Verhaltensbiologie für Hundetrainer. Verhaltensweisen aus dem Tierreich verstehen und auf den Hund beziehen. Franckh-Kosmos Verlag, April 2020, 1. Auflage.

Hense, Maria: Der hyperaktive Hund. Animal Learn Verlag, November 2010.
Horowitz, Alexandra: Was denkt der Hund? Wie er die Welt wahrnimmt – und uns. Spektrum-Akademischer Verlag, März 2012.

Hoefs, Nicole. Führmann, Petra. Franzke, Iris: Das Kosmos Erziehungsprogramm für Hunde. Franckh-Kosmos Verlag, April 2016, 3. Auflage.

Kotrschal, Kurt: Wolf – Hund – Mensch. Die Geschichte einer jahrtausendealten Beziehung. Brandstätter Verlag, September 2012.

Krivy, Petra. Ganslosser, Udo: Mein Hund hat Angst. Hundeverhalten verstehen. Müller Rüschlikon, September 2016.

Rütter, Martin. Buisman, Andrea: Angst bei Hunden – mit Martin Rütter. Umgang mit ängstlichen und traumatisierten Hunden. Franckh-Kosmos Verlag, April 2018.

Schmidt-Röger, Heike. Blank, Susanne: Hundeverhalten. Körpersprache und Ausdrucksweise erkennen und verstehen. Franckh-Kosmos Verlag, September 2017, 1. Auflage.

Schnepper, Christiane: Impulskontrolle für Treib- und Hütehunde. Ulmer Eugen Verlag, Juni 2017.

Stadler, Jochen: Guter Hund, böser Hund! Wegweiser für Rudelführer. Ecowin Verlag, August 2019.

Ücüncü, Gülay: Der gelassene Hund. Selbstbeherrschung, Impulskontrolle, Frustrations-toleranz. Franckh-Kosmos Verlag, März 2019.

Ullrich, Ariane: Impulskontrolle. Wie Hunde sich beherrschen lernen. MenschHund! Verlag, April 2019, 4. Auflage.

Von Reinhardt, Clarissa: Das unerwünschte Jagdverhalten des Hundes. Animal Learn Verlag, August 2005.

Wilde, Nicole: Der ängstliche Hund. Stress, Unsicherheiten und Angst wirkungsvoll begegnen. Kynos Verlag, September 2010.

Wischall-Wagner, Alexandra: Entspannter Mensch – entspannter Hund. So glückt das Zusammenleben wie von selbst. Graefe und Unzer Verlag, März 2019.

Zimmermann, Beate: Dr. Jekyll & Mr. Hund. Ausgeglichene Schilddrüse – ausgeglichener Hund. Thieme Verlag, Dezember 2018, 1. Auflage.

Zimmermann, Beate: Schilddrüse und Verhalten. Schilddrüsenunterfunktion beim Hund. MenschHund Verlag, Dezember 2012, 4. Auflage.

VIDEOTRAINING

Friedrich, Uwe. Esser, Johanna: Nasenarbeit. Artgerechte Beschäftigung für Hunde. Müller Rüschlikon, Januar 2013 - DVD.

Grewe, Michael: Persönlichkeit statt Leckerli. Oder: über Sinn und Unsinn in der Hundeerziehung. Motorbuch Verlag, Januar 2010 – DVD.

Schüler, Holger. Alef, Petra: Menschen an der Leine. Hundeerziehung mit Holger Schüler. Müller Rüschlikon, Februar 2011 – DVD.

Esser, Johanna: Online Hundetraining. Wie Du Deinen Hund zu einem optimalen Begleiter erziehst! Link: https://bit.ly/2KJv4oY*

Hinweis aus Gründen der Transparenz: Der mit Sternchen (*) gekennzeichnete Link ist ein sogenannter Partner-Link. Wenn Sie über diesen Link das Training erwerben, bekomme ich von dem Anbieter eine Provision. Für Sie verändert sich der Preis nicht. Der Kursinhalt ist aus meiner Sicht äußerst gelungen und stellt eine günstige Alternative zum Besuchen einer Hundeschule dar.

INTERNETAUFTRITTE

https://www.diehundezeitung.com/ – Allgemeine Beiträge zum Thema Hund, Hunderassen, Wissenschaft, Training und Futter

https://www.edogcation.ch/blog – Blog mit kurzen Beiträgen zu gängigen Alltagsfragen und -problemen https://hundeprofil.de/ – Blog zum Thema Hund und Wissenschaft mit interessanten Beiträgen

https://www.hundeschulen.de/ – Verzeichnis von Hundeschulen und Hundetrainern

https://www.gesetze-im-internet.de/tierschhuv/BJNR083800001.html – Gesetzliche Vorschriften zur Hundehaltung

Über den Autor

Benedikt Wittner wurde 1954 in der unterfränkischen Region Bayerischer Untermain geboren und war bis zu seinem Ruhestand viele Jahre als Hundetrainer aktiv.

Seine Leidenschaft für Hunde entwickelte sich bereits im Kindesalter, denn er wuchs mit einem Schäferhund und später mit einem Mischlingshund auf.

Er arbeitete mehrere Jahrzehnte als Kaufmann für ein Unternehmen im landwirtschaftlichen Sektor. Nebenbei hat er letztendlich eine Ausbildung zum Hundetrainer absolviert und bot seine Kurse an den Wochenenden an. Sein Konzept basiert auf der positiven Erziehung im Mensch-Hund-Team, weshalb sein Schwerpunkt auf der artgerechten und sanften Hundeerziehung liegt.

Mit dem Buch will er sein jahrelang gesammeltes Wissen weitergeben, um Hundehalter für ein partnerschaftliches Zusammensein und einen entspannten Alltag mit dem Hund zu unterstützen.

Vielen Dank

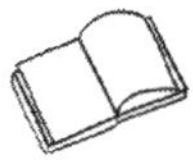

Wie gut hat Ihnen dieses Buch gefallen?

Ich wäre Ihnen sehr dankbar, wenn Sie mir eine Bewertung auf Amazon oder dem Buchhändler Ihrer Wahl hinterlassen würden – selbst wenn es nur ein Satz ist. So helfen Sie anderen Kunden bei ihrer Kaufentscheidung.

Natürlich freue ich mich auch ebenso über jede persönliche Nachricht! Vielleicht wollen Sie ein Lob aussprechen oder haben konstruktive Kritik.

Ich lege auf jede Lesermeinung enormen Wert, um mich mit jedem Buch und jeder Auflage qualitativ zu verbessern. Schreiben Sie mir jederzeit gerne unter: benedikt.wittner@icloud.com

Haftungsausschluss

Dieses Buch enthält Meinungen und Ideen des Autors und hat die Absicht, Menschen hilfreiches und informatives Wissen zu vermitteln. Die enthaltenen Strategien passen möglicherweise nicht zu jedem Leser, und es gibt keine Garantie dafür, dass sie auch wirklich bei jedem funktionieren. Die Benutzung dieses Buchs und die Umsetzung der darin enthaltenden Informationen erfolgt ausdrücklich auf eigenes Risiko. Haftungsansprüche gegen den Autor für Schäden materieller oder ideeller Art, die durch die Nutzung oder Nichtnutzung der Informationen bzw. durch die Nutzung fehlerhafter und/oder unvollständiger Informationen verursacht wurden, sind ausdrücklich ausgeschlossen. Das Werk, inklusive aller Inhalte, gewährt keine Garantie oder Gewähr für Aktualität, Korrektheit, Vollständigkeit und Qualität der bereitgestellten Informationen. Druckfehler und Fehlinformationen können nicht vollständig ausgeschlossen werden.

Medizinischer Haftungsausschluss

Die hier dargestellten Inhalte dienen ausschließlich der neutralen Information, Weiterbildung und Unterhaltung. Sie stellen keine Empfehlung oder Bewerbung der beschriebenen oder erwähnten diagnostischen Methoden oder Behandlungen dar. Der Text ersetzt keinesfalls eine medizinische Beratung durch einen Tierarzt und er darf nicht als Basis zur eigenständigen Diagnose und Beginn, Änderung oder Beendigung einer Behandlung von Krankheiten verwendet werden. Bei gesundheitlichen Fragen, Beschwerden oder Problemen Ihres Hundes konsultieren Sie immer Ihren Tierarzt!

Impressum

Ungekürzte Ausgabe 2021 – 2. Auflage: März 2022

Autor wird vertreten durch: Lucas Schreiber, Pfisterstraße 2, 96050 Bamberg, Deutschland
Covergestaltung und Satzarbeit: Wolkenart – Marie-Katharina Becker, www.wolkenart.com
Illustrationen: Tanya Maneki
Druck: Amazon Deutschland oder Partner

Bibliografische Informationen der Deutschen Nationalbibliothek: Die Deutsche Nationalbibliothek verzeichnet diese Publikation in der Deutschen Nationalbibliografie; detaillierte bibliografische Daten sind im Internet über http://dnb.d-nb.de abrufbar.

Printed in Poland
by Amazon Fulfillment
Poland Sp. z o.o., Wrocław

12324142R00141